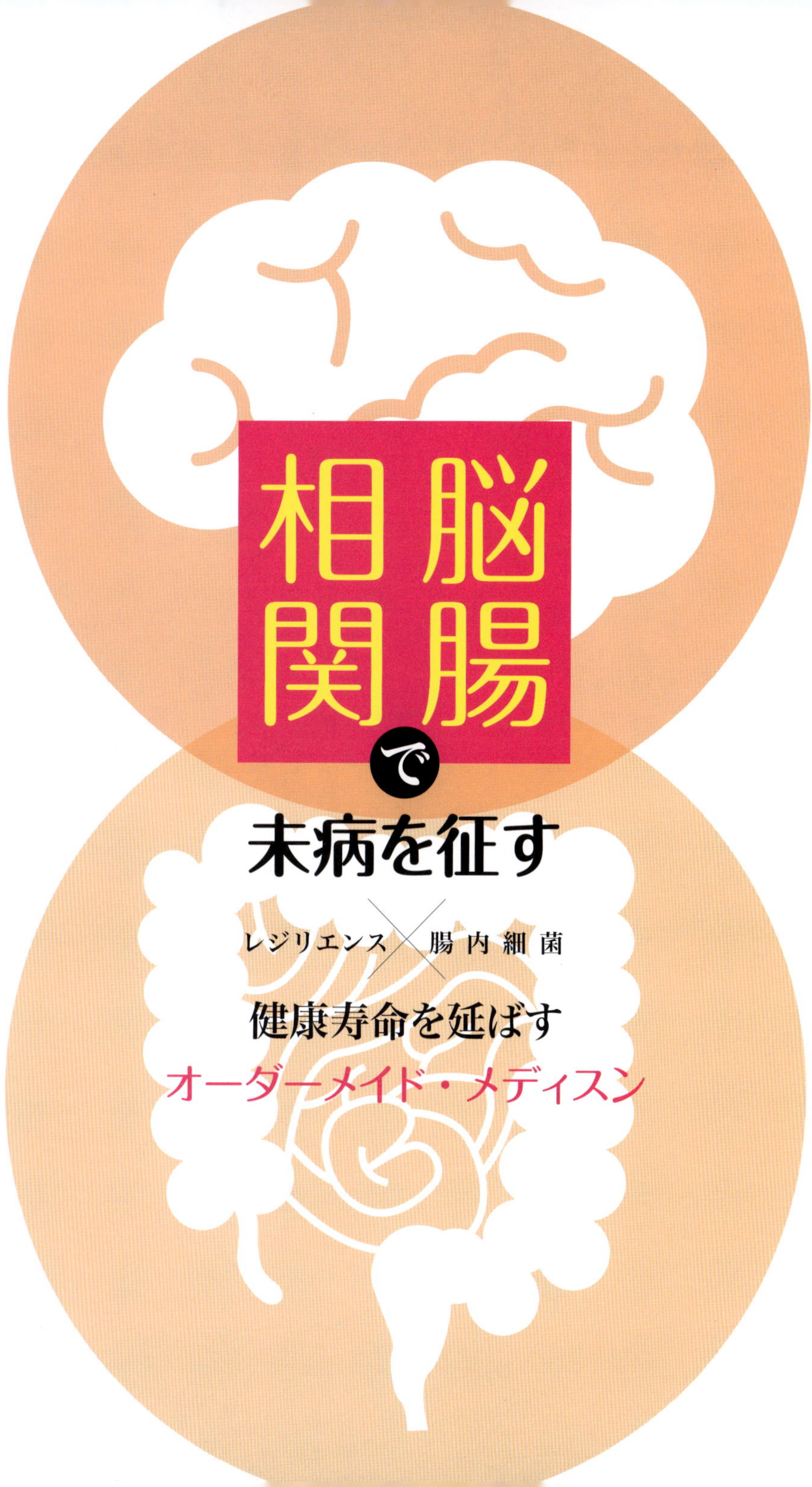

脳腸相関で末病を征す

レジリエンス×腸内細菌

健康寿命を延ばす

オーダーメイド・メディスン

脳腸相関で未病を征す
「オーダーメイド・メディスン」のすべて

はじめに

疾病予防の拠点を目指して

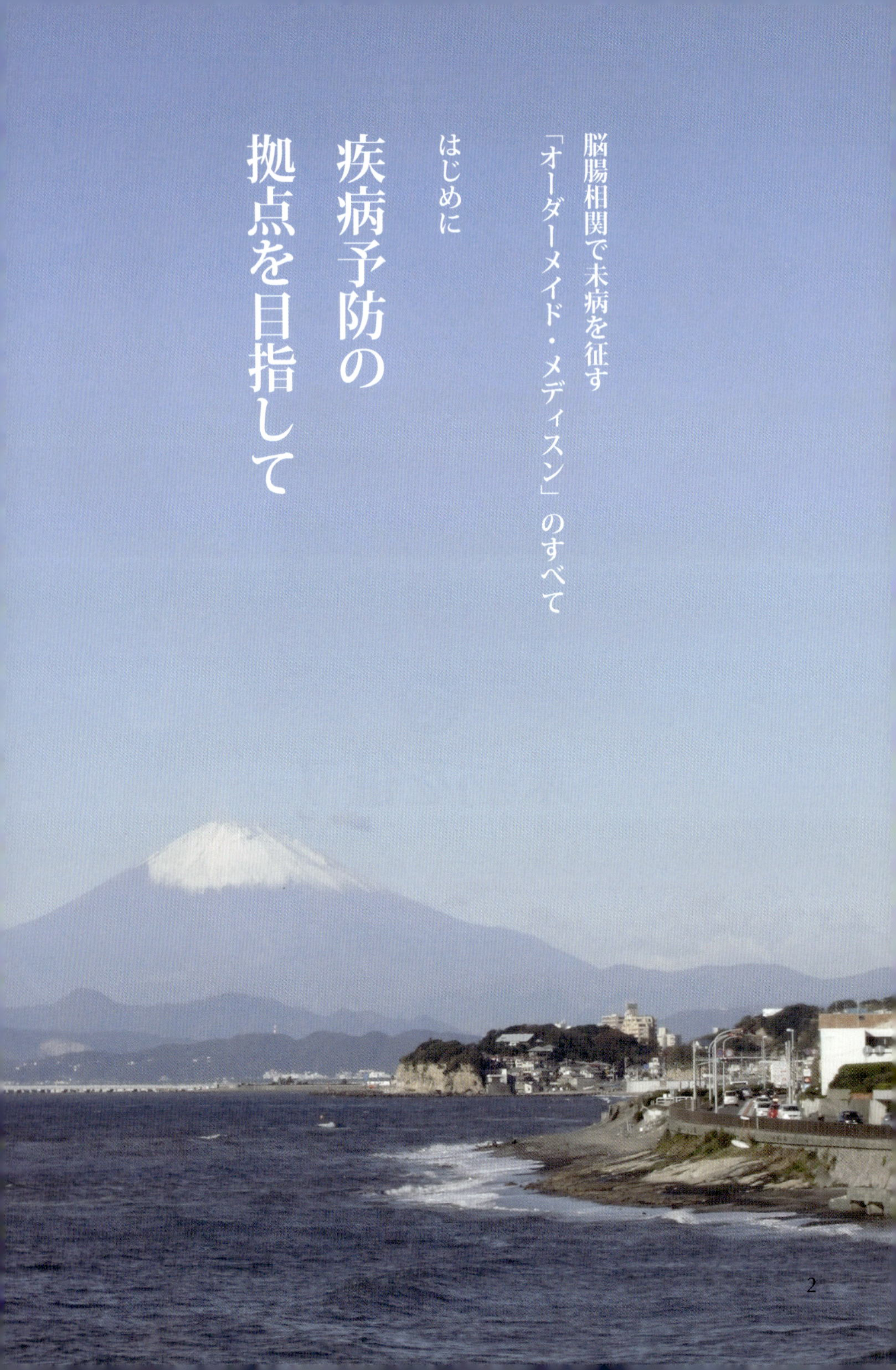

癒しの地、江の島で自然治癒力を取り戻す。

潮風に吹かれ、森林からそよぐ優しい風になぶられながら聞く、波音や鳥の声。遠くには雄大な富士の山を見渡せるここ江の島は、都会から一番近い「神の島」とも呼ばれています。こうした自然豊かな地で日々過ごしていると、人は生かされながら生きていることを思い出す瞬間があります。

あらゆる生き物すべてに備わっている、自分の力で病を治す力、すなわち自然治癒力は、悠久の時を経ながら、その名の通り大自然によって育まれてきたものです。しかし私たちは、忙しい現代を精一杯生きているうちに、この何よりも大切な自然治癒力を少しずつ失ってしまっています。

科学技術や医療技術が高度に発展している近代ですが、何万年にも渡り生命を育んできた自然がもたらす癒しの力に比べれば、先端的な科学や医療も単に手段のひとつに過ぎません。自然治癒力を高めずして、医療の本質を語ることはできないのです。

ヒトの体は、誰一人として同じコンディションではありません。１００人いれば１００通りの状態があるわけです。五感を通して大自然の癒しのエネルギーを採り入れながら、それらを先端的な科学・医療技術と融合させて私たちの生命を本質から回復に導く医療。それがホリスティックなオーダーメイド・メディスン（個別化医療）です。

一人一人に最適なオーダーメイド・メディスンを提供することで、「どんな症状に対しても決してあきらめない医療」を、未病の方には「自らのレジリエンス（困難を乗り越える力）を高めて医療に頼らない生き方」を二人三脚で実現させることを目指します。

このようなホリスティック・アプローチは、きっと皆さんの人生観に大きな変化をもたらすと信じています。

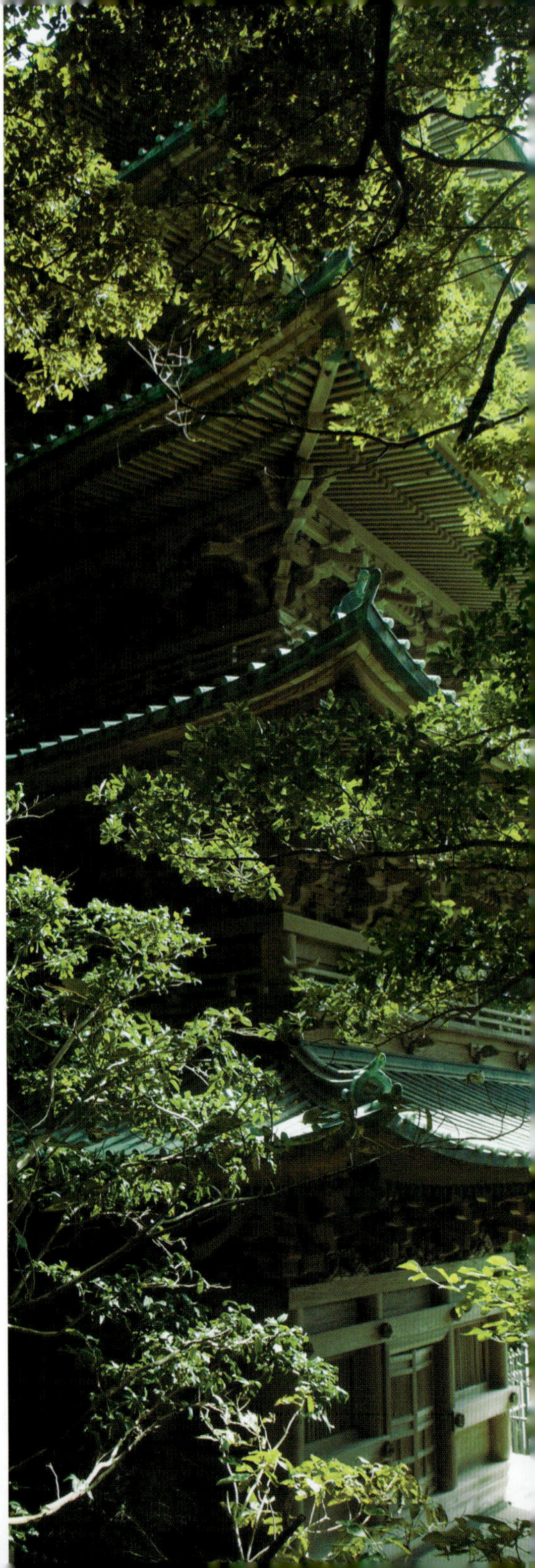

ホメオスタシスを考える

人を含めた生物には、自分自身で治そうとする力、すなわち自然治癒力が備わっています。自然治癒力は、西洋医学的には「自律神経系」「内分泌系」「免疫系」により成り立っていると考えられていますが、この3つの機能は「ホメオスタシス（生体恒常性）」の要と呼ばれています。

ホメオスタシスとは、自らの体を環境に適応させ一定に保とうとする生体機能のことで、例えば、体温は夏でも冬でもほぼ安定していますが、暑い日に汗をかくのも、体温を一定に保とうというホメオスタシスの働きです。

体にさまざまな刺激を与えて免疫力を上げる治療法がありますが、それもホメオスタシスを利用した健康法と言えるでしょう。温泉を利用して体に「熱ショック」を与えて、タンパク質を修復するタンパク質である「ヒートショックプロテイン」を導くことで免疫細胞を活性化させる加温療法も、ホメオスタシスを活用した治療法です。

疲れがとれない、肩こりがひどい、汗をかけない、眠れない、常にどこか痛い・・・。これらは、すべてホメオスタシスのバランスが崩れていることから起こりうる状態です。もし、そのまま何もせずに放置していたら、いずれ何らかの病名がつくことになるでしょう。それは、糖尿病や脂質異常症などの生活習慣病かも知れません。あるいは日本人の三大死因といわれる、がん、脳血管疾患、心疾患などの場合もあるでしょう。

いったん病気が発症してしまったら、その人のＱＯＬ（生活の質）は著しく下がります。病気の種類によっては、行動も食事も制限され、辛い治療に耐えなくてはなりません。

ところが、ほとんどの病院では、ホメオスタシスのバランスを整える治療などを行っていないのが現状です。医学には本来、治療医学と予防医学とがありますが、一般的に西洋医学といった場合には治療医学を指し、現状の保険診療の枠組みの中では、基本的に治療医学しか行えない状況にあるので無理からぬことです。予防医学を推進するためには、従来の保険診療の枠組みには捉われない柔軟な発想が必要で、いち早く未病の状態・ホメオスタシスの乱れを捉えて、それら

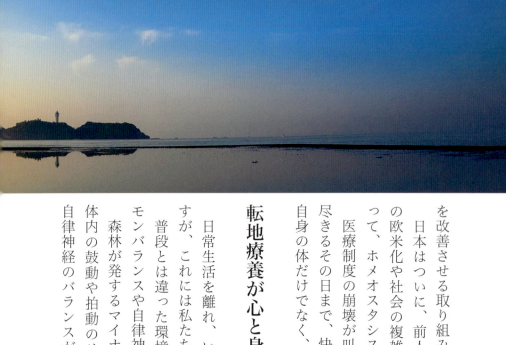

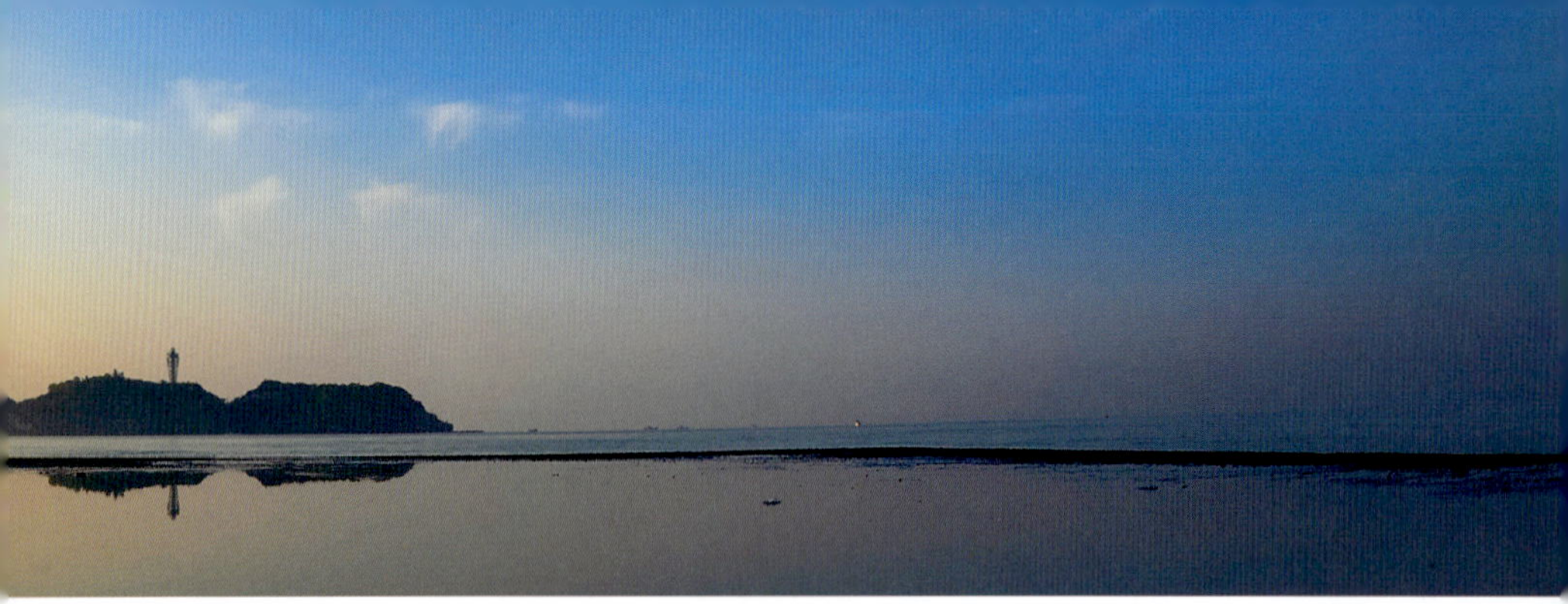

を改善させる取り組みが大切になります。

日本はついに、前人未踏の超高齢化社会に突入しました。加えて、食生活の欧米化や社会の複雑化によって生みだされるストレス、環境汚染などによって、ホメオスタシスを維持するのが難しくなってきています。

医療制度の崩壊が叫ばれて久しい現代、「自分の健康は自分で守り、寿命が尽きるその日まで、快適な自分本来のライフスタイルを続けられる」ことが、自身の体だけでなく、日本の未来をも守ることに繋がっていくのです。

転地療養が心と身体を強くする

日常生活を離れ、いつもと違った環境に身を置くことを転地療養と言いますが、これには私たちが思っている以上に深い意味があります。

普段とは違った環境、とりわけ自然の中で五感が刺激されることで、ホルモンバランスや自律神経によい影響が得られることがわかっています。

森林が発するマイナスイオン、海水のミネラル成分をたっぷり含んだ海風、体内の鼓動や拍動のリズムにも似た波の音。これらの中に身を置くだけで、自律神経のバランスが整ったり、コルチゾールなどのストレスホルモンが減

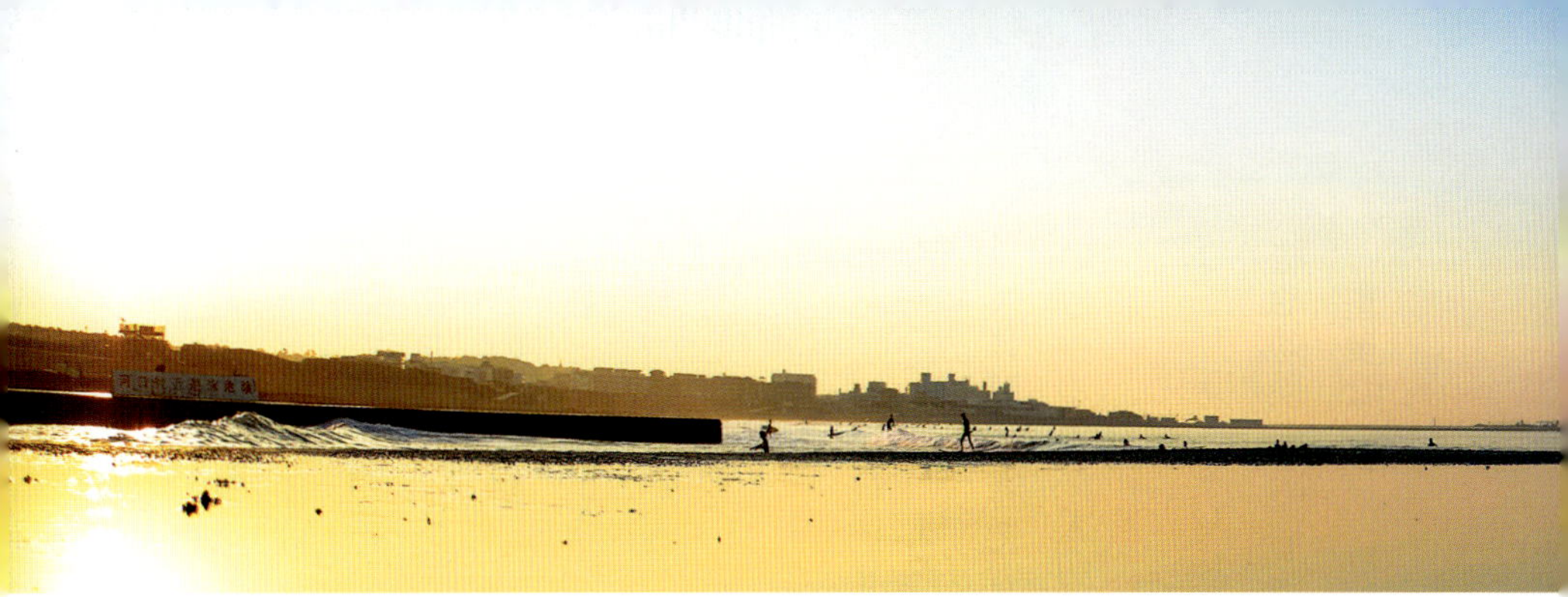

少することが示されています。

本来、転地療養は自宅から１００km以上離れた場所が望ましいとされていますが、これは環境の変化を考えてのことです。

江の島は東京からわずか60km前後の距離ですが、森林、海、天然温泉などの自然に恵まれた環境は、転地療養地に匹敵する効果をもたらしてくれるはずです。

ボディ・マインド・スピリット三位一体の包括的治療

いわゆる統合医療が理想とするのは「ＥＢＭとＮＢＭを融合させた医療」を行うことです。ＥＢＭとは、Evidence-Based Medicine の略で、科学的根拠に基づいた医療という意味です。補完代替医療には素晴らしいものもたくさんありますが、残念ながら、科学的根拠に乏しく効果が見られないばかりか、果ては健康被害を及ぼすものまであるのが事実です。

インターネットの普及に伴い、それでなくても巷には健康情報が溢れていて、「何が本当に健康に良くて」「自分にとって必要なことは何か」を選択することがとても難しくなっています。それを見極めるための物差しがＥＢＭ

と言えるでしょう。

一方でＮＢＭとは、Narrative-Based Medicineの略で、「物語に基づいた医療」と言われます。ここでいう物語とは、一人一人の患者さんが病気になるまでの背景（ストーリー）や、これまでの人生経験などを含んだもので、それらに寄り添う医療がＮＢＭです。

このＮＢＭという概念は、ＥＢＭを実践してきた英国の開業医から提唱されましたが、ともすると科学的な根拠を重視するがあまり、「目には見えないけれども生命現象にはとても大事な何か」を軽視してしまう可能性があるＥＢＭを補うものとして重要です。

例えば、「気」という言葉は、我が国においても日常のいたるところで使われていますが、東洋医学、特に中医学においては根幹をなす重要概念です。一方で、「気」は科学的に実証されておらず、西洋医学にも「気」の概念はありません。科学的な根拠を重んじるのは大切ですが、測定できない＝科学的根拠がない、と考えるのは間違いです。

ＮＢＭの考え方は、このあたりのことを補うことができ、ＥＢＭとＮＢＭをバランスよく使い分けるのが大切であると考えています。


この世に一人として同じ人間はいません。ということは病気もまた然り、さらにはその治療方法や効果も決して同じではありません。

重要なのは、個々人の背景にある体質や現在の精神状態、生活習慣などの違いであり、それに

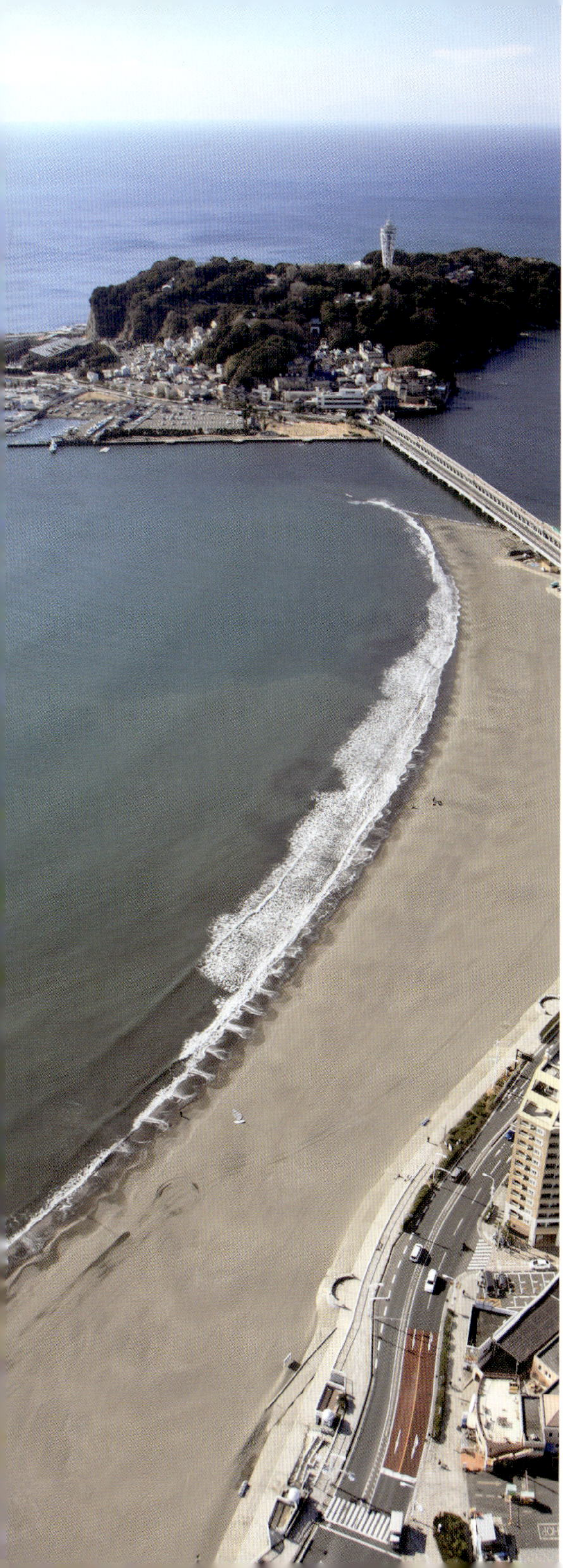

応じた治療をすることです。
　測定できる項目については、確固たる医学的根拠に基づいた諸検査で個々の違いを評価し、それらの違いに応じた治療を行いながら、自然治癒力を最大限に引き出す統合医療を実践すること、これがホリスティックなオーダーメイド・メディスンです。
　江の島弁天クリニックでは、患者さんの症状や希望に応じた個別化医療を実践していますが、具体例を示しますと、その一つに、個々の心身の状態、特に未病の領域を捉える独自の健診プログラム「マインド&ボディスコア」があります。後に詳述しますが、これは複数の先端的な検査により心身の状態を数値化するもので、これによって、身体的な問題だけでなく、一般には客観評価の難しいストレスによる心身への影響を、精神生理学的指標により「見える化」するものです。

次に、マインド&ボディスコアから導き出された結果や、その他様々な検査結果をもとに、その人にとって最適だと思われる治療プログラムを、一人一人の希望に応じてご提供します。ここには、従来からの治療に加え、後述する乳酸菌を活用したプロバイオティクス療法、高濃度ビタミンCやオゾン療法などの点滴療法、ストレス学・脳科学を応用した先駆的なレジリエンス療法などが含まれます。

そのうえで、厚生労働省認定温泉利用型健康増進施設「江の島アイランドスパ（えのすぱ）」と連携しながら、温泉・運動・食事・手技・気候療法（5つの療法）を組み合わせ、自然治癒力を最大限に高める三位一体の治療を実践していきます。

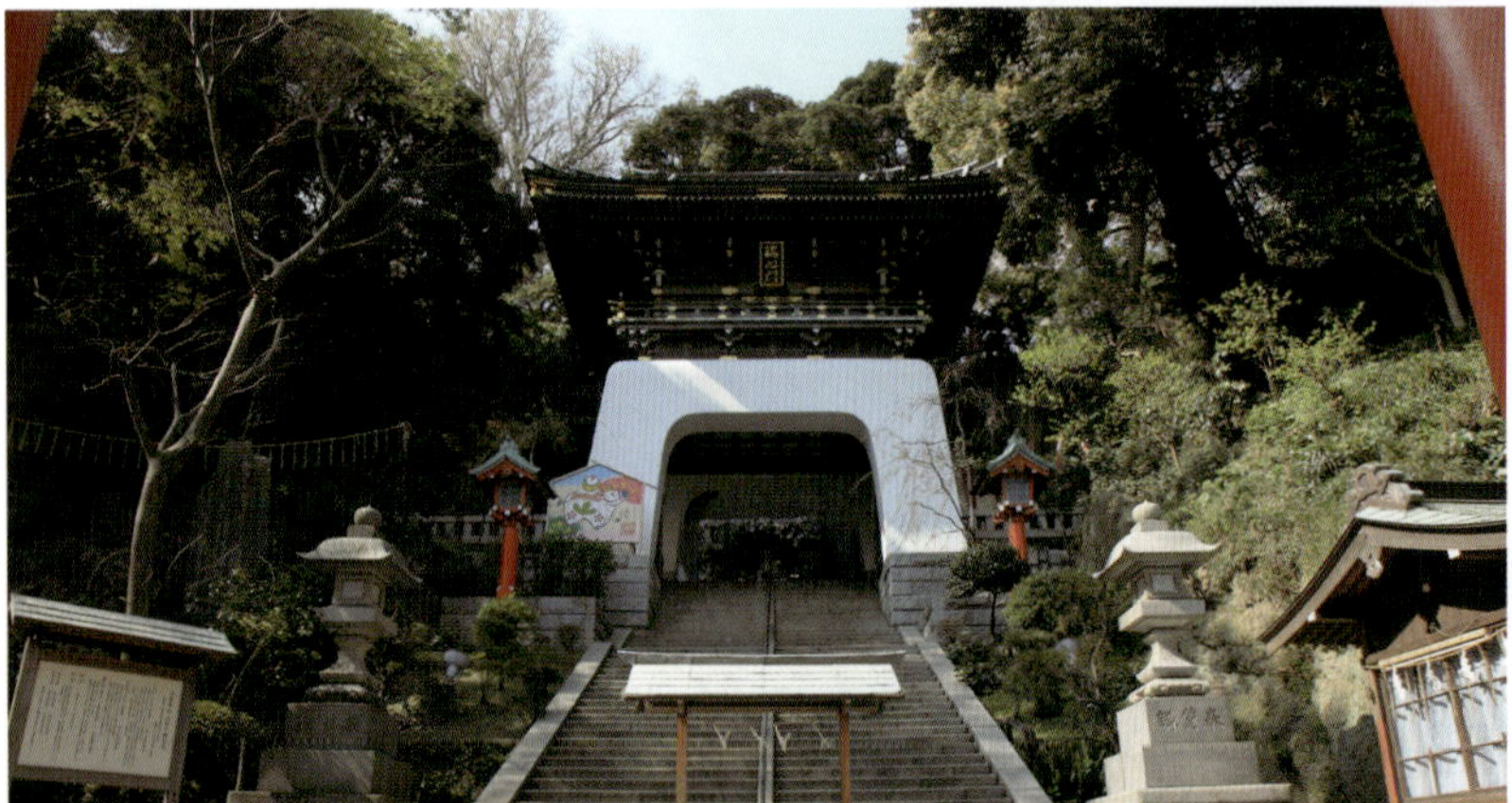

江島神社　瑞心門

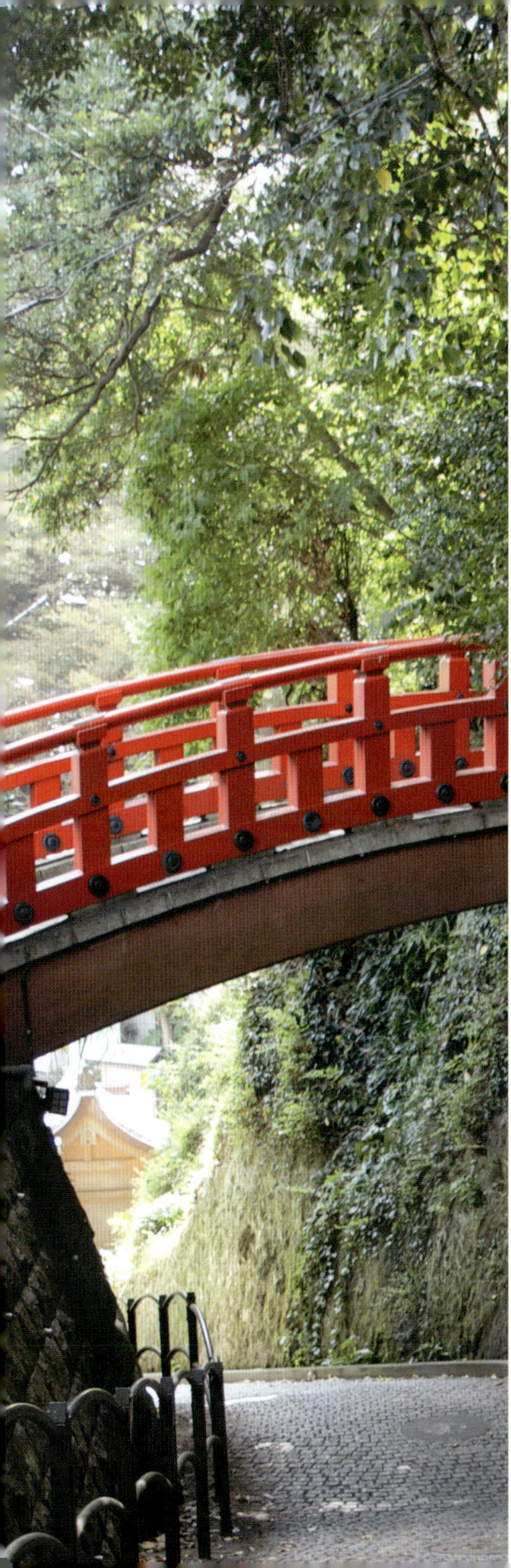

一人一人が理想とする健康を、二人三脚で紡いでいく医療を目指す

先端的な医療と補完代替医療を融合させた治療プログラムの目的は、患者さんの気持ちに寄り添いながら、自然治癒力を最大限に高め、最後まで諦めない医療を提供していくことです。医学的根拠に基づいた先進医療と、豊かな自然資源による癒しを融合させ、一人一人が理想とする健康を医療従事者とともに紡いでいく医療システムは、この先、疾病予防や緩和ケアの在り方を大きく変えると信じています。

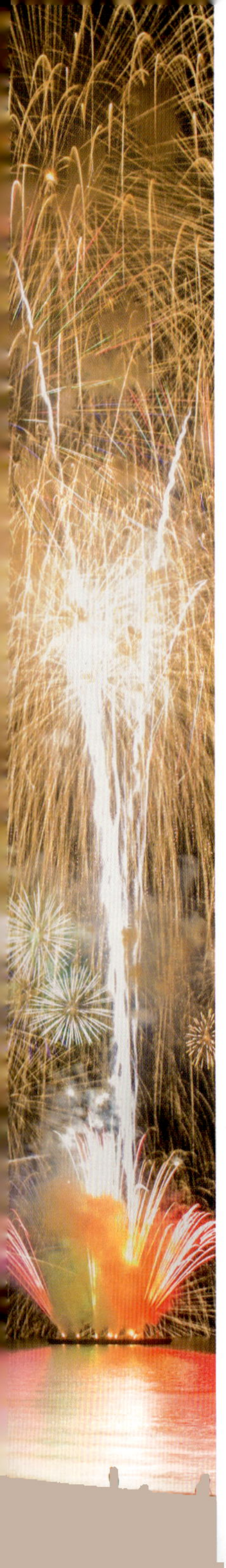

真の健康を実現するホリスティック医療

平成25年度、国民医療費はついに40兆円を超えました。この数字を人口一人当たりに換算すると31万円です。年々、青天井で膨れ上がる医療費に、この先我が国は耐えられるでしょうか。医療制度の将来を考えると、ますます高齢化が進む日本において、国民一人一人が「健康」であることの重要性は増してきます。

では「健康」とは一体どういう状態を指すのでしょうか？ＷＨＯ（世界保健機関）はその憲章前文のなかで、「健康とは、病気でないとか、弱っていないということではなく、肉体的にも精神的にも、そして社会的にも、すべてが満たされた状態にあることをいう」と定義しています。

憲章が作成されてから約50年後、新たに「ダイナミック」「スピリチュアル」という表現を加えてはどうかという改正案が出されました。

最初の「ダイナミック」とは、健康と病気は対極にある概念ではなく、それらが動的（＝ダイナミック）に繋がっているということを意味しています。

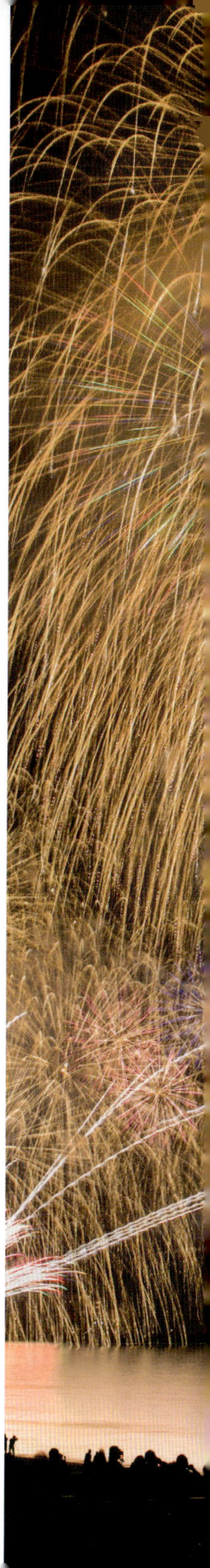

次の「スピリチュアル」については、「肉体的にも、精神的にも、スピリチュアルにも、そして社会的にもすべてが満たされた状態」という部分に追記されました。

つまり、ここでは「人間とは、肉体・精神としての存在であるだけでなく、スピリチュアルな存在でもあるのだ」と敢えて言及しているわけです。

このスピリチュアルという言葉ですが、これを日本語でどのように訳すかについて、これまで様々な議論がなされ、魂とか霊とか、あるいは人間の尊厳といった訳語が検討されましたが、未だに結論は出ていないようです。

結局、ＷＨＯでは審議入りしないまま採択が見送られましたが、改正案が議題に上ったということに大きな意味があると考えます。

なぜならば、これら「ダイナミック」「スピリチュアル」という言葉はホリスティックの概念であり、この2つが加わってこその、真の健康であるからに他なりません。

ＷＨＯの改正案の流れを受け、アメリカや欧州などの先進国では数百億円の予算をかけ国家プロジェクトとして統合医療（ホリスティック医療）の研究を始めています。

私たちは得てして、健康の対極に病気があるという具合に、「健康」と「病気」を相反する概

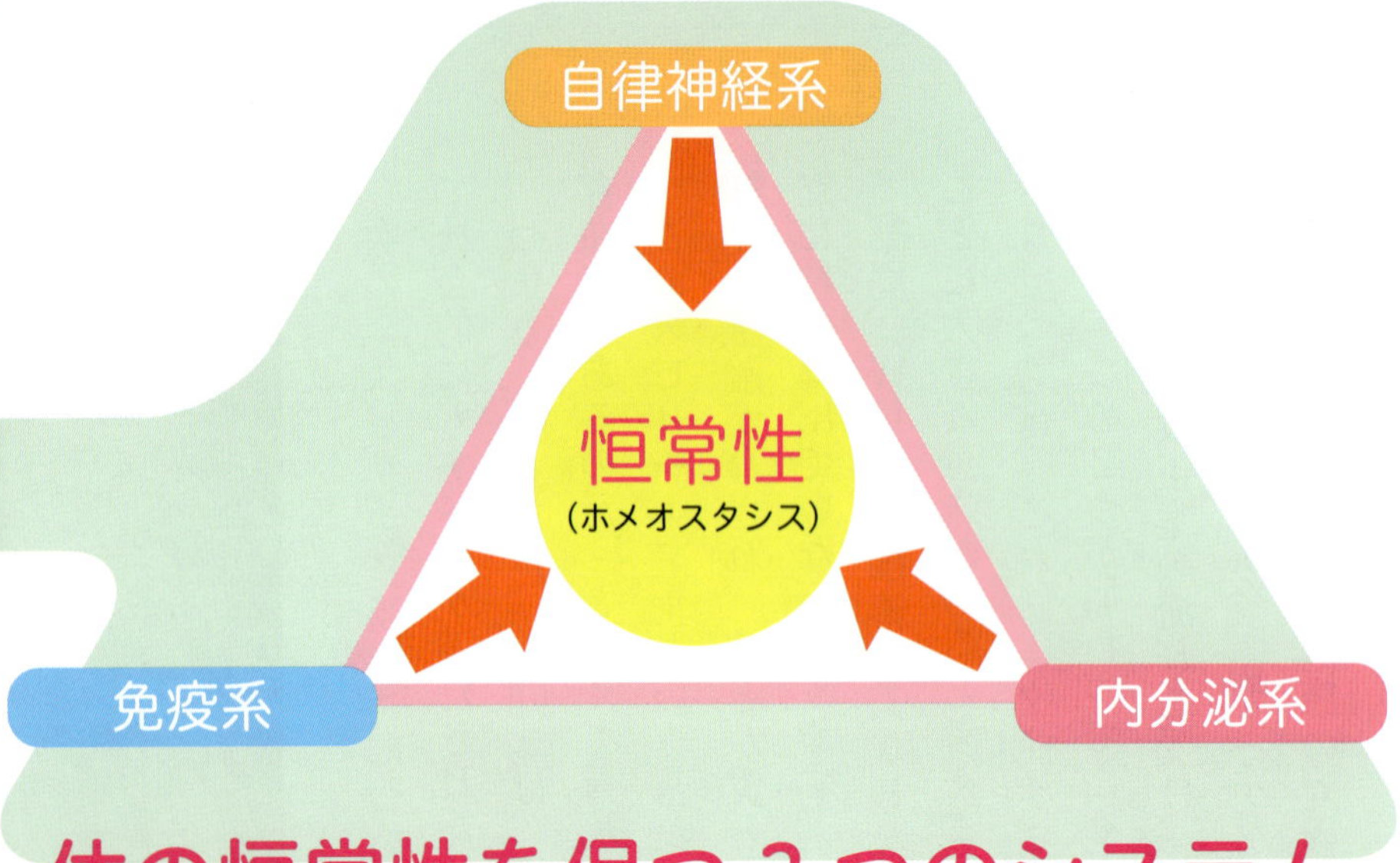

体の恒常性を保つ３つのシステム

念としてとらえてしまいがちです。

実際、患者さんのお話を聴いていると、「ある日突然不運にも病気になってしまった」と考えていらっしゃる方が少なくありません。

しかし、実際には、病気の芽は毎日少しずつ積み重なり、ホメオスタシスで対応しきれなくなると、やがて病気として現れるわけです。

人間という存在の総体は、決して部分の寄せ集めではありません。また同時に、単独・孤立に存在するのではなく、それをとりまく環境すべてと繋がっている存在でもあります。

このような人間存在の全体性をあらわす言葉として、ホリスティックという用語がありますが、この語源となっているのが、ギリシャ語で全体という意味を持つホロスです。

健康を意味する「ヘルス（health）」や、癒しを意味する「ヒール（heal）」なども同様に、ホロスが語

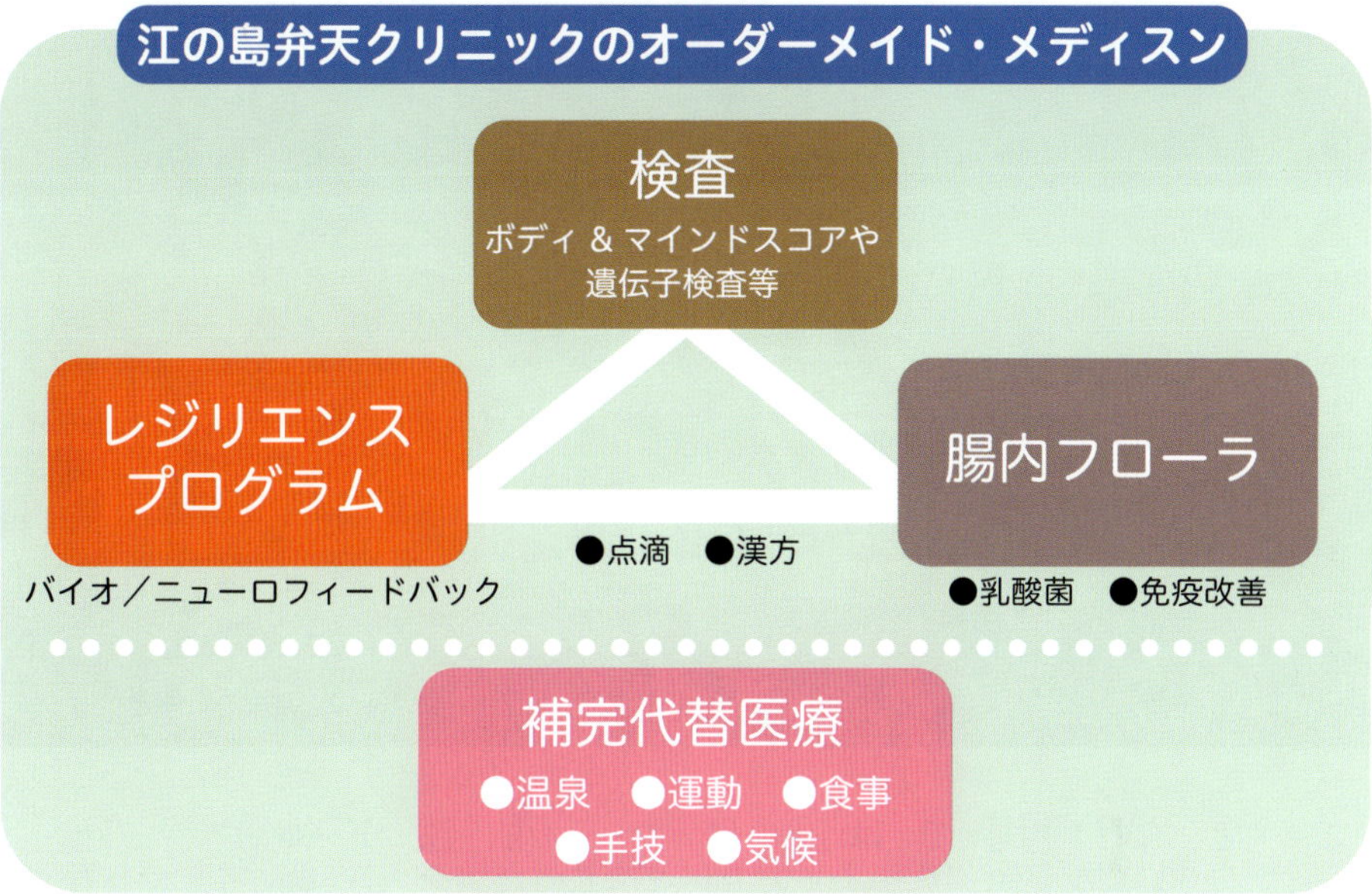

源となっています。

話は戻りますが、先の「スピリチュアル」という言葉は、こうした全体性をあらわす言葉と捉えるとわかりやすいのではないかと考えています。

結果的には改正に至りませんでしたが、人間存在の本質をボディ・マインド・スピリットの三位一体で捉えようとする健康観がＷＨＯで議論されたことは意義深いと思います。

ここで、マインドとスピリットの違いについて、考えを補足しておきます。これらはいずれも目には見えませんが、マインドが「個」の範疇のものであるのに対して、スピリットは「個」を超えたもの（トランスパーソナル）であるということです。

例えば「大和魂」という言葉には、個を超えた民族としての共通する精神といった意味が含まれています。私は、このような個の範疇を超えた共通性の本質がスピリットであり、一人一人に備わっている、

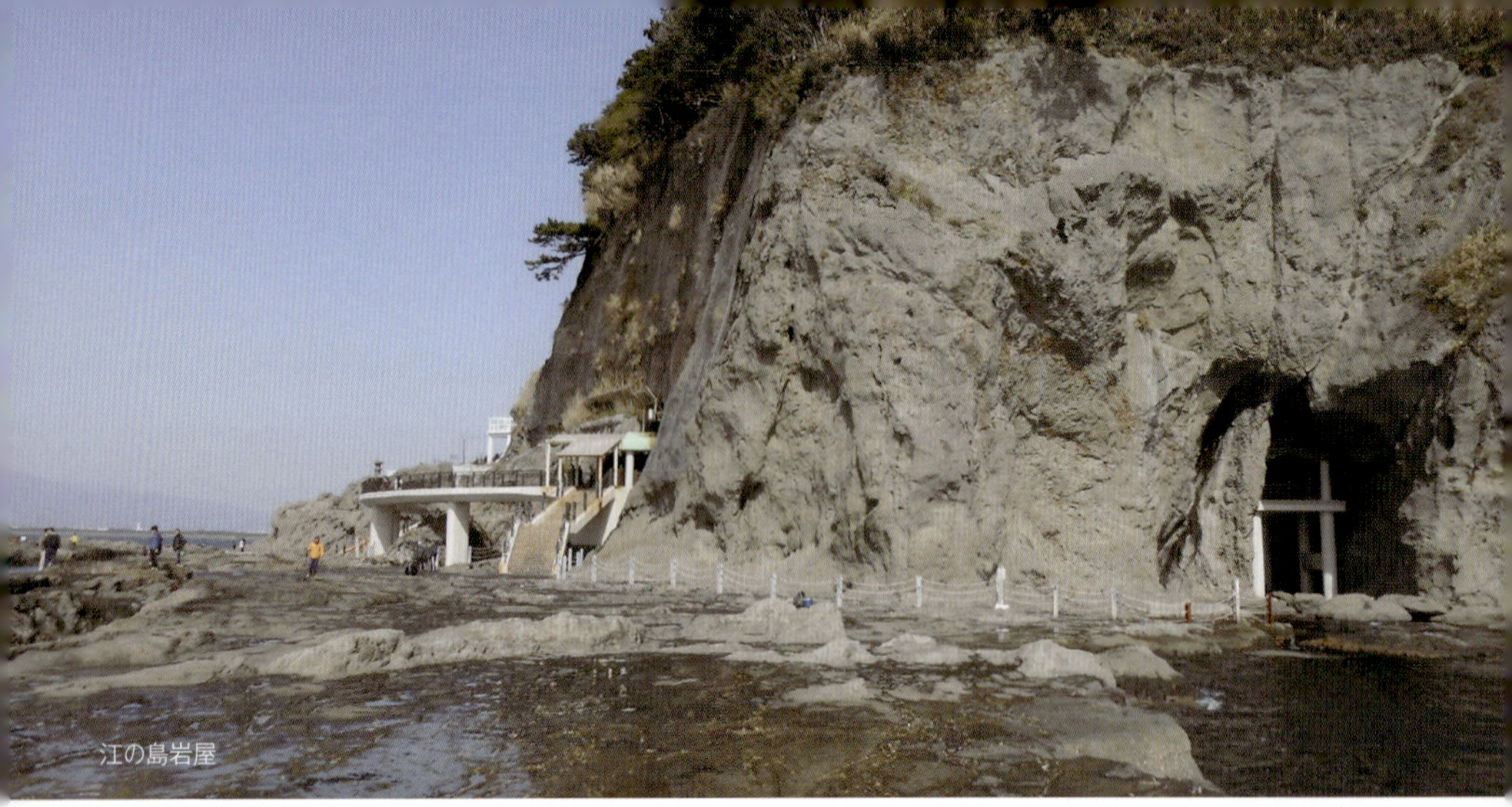
江の島岩屋

と考えています。

マインドとスピリットの違いに関するもう一つの考え方は、マインドは多分に物質性を有しているということです。例えば、神経伝達物質という、脳内で情報伝達の役割を担っている物質がありますが、このうちアドレナリンやドーパミンなどは興奮性を、GABA（γアミノ酪酸）は抑制性をそれぞれ有しており、私たちの心の状態に密接に関わっています。

これらは神経伝達〝物質〟ですから、心は一部、物質性を持っている、ということになります。それに対して、スピリットは同じ考え方では説明できず、物質性を持っていないということになります。物質性を有しているボディとマインドについては、EBMを追求した方法論が成り立つ一方で、スピリットまで包括したホリスティックなケアを考えた場合には、EBMに固執することは得策ではありません。

なぜなら物質性を有さないスピリットはそもそも測定が出来ないからであり、この場合にはNBMの手法が、より適することになります。

さて、ボディ・マインド・スピリット三位一体の観点から見れば、「何となく不調」「何となく気分がすぐれない」という状態は、もはや健康ではありません。いずれ病気の発症につながる未病の状態にあると考えられます。

未病を放置し、誤った生活習慣、食生活を続けていれば、いずれは病気として発症してしまいます。今は健康に見えていても、実際は発病寸前の未病の状態かもしれません。

その未病の状態には、先天的な要因（遺伝）が関与しているのか、ストレスに起因するのか、あるいは酸化や糖化に伴う慢性炎症によるものなのか、それらを把握し包括的かつ全人的に捉えることが、未病を征する第一歩になります。

本書では、未病から真の健康を取り戻すべく、「マインド&ボディスコア」に代表される先駆的な検査法と、最新ストレス学や脳科学に基づく「レジエンス・プログラム」、そして一人一人異なる腸内環境に応じた処方を行う「オーダーメイド乳酸菌」、これらを核に、その人その人が持つ自然治癒力を最適化する医療を紹介していきます。

自然豊かな癒しの地で「スピリットの回復」を図り、科学的根拠に基づいた統合医療で免疫力や自然治癒力を向上させ身体・心・魂のバランスを取り戻すホリスティックな「オーダーメイド・メディスン」。

本書では、その理論と実践をわかりやすく解説しています。

この小著が、真の健康を望まれる皆さまの一助となれば幸甚です。

医療法人社団藍風会　江の島弁天クリニック理事長・院長　松村　浩道

「脳腸相関で未病を征す」
健康寿命を延ばす　オーダーメイド・メディスン

contents

「脳腸相関で未病を征す」
健康寿命を延ばす　オーダーメイド・メディスン

contents

contents

「脳腸相関で未病を征す」
健康寿命を延ばす　オーダーメイド・メディスン

contents

contents

「脳腸相関で未病を征す」

健康寿命を延ばす　オーダーメイド・メディスン

contents

第1章　次世代のホリスティック医療

世界の趨勢はホリスティック

今、世界はこぞって統合医療の研究に取り組んでいます。中でもアメリカ、ヨーロッパ、中国では数百億円の予算をかけ国家プロジェクトとして研究を進めているとも言われています。

一方日本はと言うと、統合医療分野における研究は他の先進諸国に比べ、まだまだ遅れていると言わざるを得ません。

これは現代西洋医学を偏重するあまり、代替医療に対し「民間伝承医療の延長線」といったネガティブな見方をしてしまう日本の風土とも関係があるように思えてなりません。

しかし、国際的な医療の趨勢は、単に病を診る「対症療法」から、心身の全体を診るとともに、社会的側面にも考慮しながら対応する全人的医療に移行しつつあり、そうした考えを元来内包している伝統医学や代替医療に注目が集まっています。

アメリカを例にとると、1990年代には、国民の3割以上が代替医療を積極的に受けているという調査報告もなされています。さらに言えば、この調査では知識人層など時代を先導していく立場にある人たちほど、代替療法を評価し積極的に利用していることがわかりました。

近代医学を生みだしたドイツでも、自然療法、伝統療法は正式な医療として認められており、保険が適応されるケースもあるほどで、主要先進国の中では実はドイツが最も代替医療が活用されていると言われます。

近代医学の技術では世界トップクラスを誇る日本ですが、補完代替医療の充実度に関しては、残念ながら後塵を拝しています。

とはいえ、日本も世界の流れを無視することは出来ず、２０１２年、厚生労働省は「統合医療」の在り方に関する検討会をスタートさせました。徐々に補完代替療法への理解は深まってきているのは確かです。

統合医療の理解が深まることで、日本でも今後各種補完医療の研究が進み、我が国の医療は新たなステージへ向かいつつあると言っていいでしょう。

これから起こる医療制度改革に向けて

高齢化が益々進む日本は、医療費は今後も増え続ける一方です。さらに少子化が追い打ちをかけ、このままいけば医療費の高騰で財政が圧迫され、医療保険制度の存続すら危ぶまれる事態になっています。

所得に関係なく、いつでもどこでも好きな時に、かかりたい病院や医師に診て貰える我が国の国民皆保険制度は、世界的に見ても確かに素晴らしいものです。高度医療を含め、ほとんどの医療が保険の対象になっているので、すべての国民が同じレベルの医療を受けられます。

ですがその反面、便利な制度ゆえ緊急性がないのに救急外来にかかる、かすり傷でも病院に行く等、本来なら医師に罹るまでもない患者さんが病院や診療所を訪れているために医療費が増えているのも事実です。

そのため、一定額以下の医療費については「保険診療の対象外として自費診療にすべきだ」という、いわゆる社会保険の免責制の導入が厚生労働省で検討されはじめています。

将来、この制度が保険医療に組み入れられたら、患者さんは受診するたびに免責分の金額を自己負担することになります。医療機関に受診する頻度が多ければ多いほど、自己負担金額がかさむことになるので、受診抑制効果が期待できます。また、自己負担額が増えればその分保険者や公費負担が減るので、財政も少しは楽になるでしょう。

その一方で、慢性疾患等でやむにやまれず高い頻度で医療機関を受診しているケースですと、受診回数を減らすことも出来ず負担増となります。

保険免責制に関しては賛否両論ありますが、増大する医療費に対して資源（税金）には限りがあります。どのような形であれ、いずれ日本の医療制度が転換期を迎えることは間違いありません。

安倍内閣の成長戦略第3の矢と言われる「セルフメディケーション」は、近い将来に起こり得る制度変更を見据えてのことかもしれません。

アメリカの制度を参考にしたセルフメディケーションとは、「国民が食品の機能性を正しく理解し、自らの意思で選択し自身の健康維持に役立てよう。そのためには的確な情報が提供されなければならないので、健康食品の機能性表示を開示します」というものです。

今回の政府主導によるセルフメディケーションは、健康食品やサプリメントの機能性表示に関する規制改革ですが、この一歩はやがて医療改革へとつながる道です。

もし将来、医療改革によって国民皆保険制度がなくなってしまったら、日本はどうなるのでしょうか。救命救急でない限り、入院や手術まで「数ヶ月待ち」ということになる可能性もあります。救急車は有料となって、払えない人は利用できないということもあり得ます。公的保険でカバーできる診療範囲が狭くなれば、所得によって受けられる医療が大きく変わります。自由診療を受けられる人と、保険診療しか受けられない人の間に隔たりができてしまう可能性があります。

保険診療と自由診療の併用は混合治療となりますが、混合治療は2015年までは平等な医療を保守する国民皆保険の主旨に反するという理由により、一部を除き認められていませんでした。

ですが2016年4月からは一定の範囲内で保険外併用療養が制度として始まりました。この制度は患者申出療養と言われ、患者さんが望めば、一般のクリニックでも保険診療と併用して保険外治療も受けられるというものです。これもまた医療改革への布石ではないでしょうか。

自らの健康は自ら守る時代へ

これまでの国民皆保険にみられる医療制度は大変優れたものでしたが、少子高齢化の日本において、この制度はいつ崩壊するかもわかりません。しかしながら、理想はやはり「保険診療で万人が確実に医療を受けられるシステム」です。

そのためには、医療費の削減は必要です。日本の保険制度を守るためには、国民一人一人が「自らの健康は自らで守る」意識と、健康を守りたい方、病気にならないための「健康管理と未病に備えたサポート」ができる医療体制を整えることが最重要課題だと考えます。

ここまで公的医療制度の必要性を書きましたが、自由診療もまた必要であることもお伝えしておきたいと思います。保険診療も大事、自由診療も大事とは矛盾に思われるかもしれませんが、国民の命綱が「保険診療」、転ばぬ先の杖が「自由診療」などとも言われます。

保険適応されるのは、厚生労働省が認めた治療や薬に限定されています。ですが、科学の世界は日進月歩で、特にヒト遺伝子の解読に成功してからは、革新的な薬や治療法が開発され有効なエビデンスも次々発表されています。

中でもがんなどの治療薬は、毎日のように新しく開発されており、海外では実績のある治療法としてすでに取り入れられているものも多数あります。

その一方で、日本は抗がん剤が承認されるまでに、幾つものハードルを超える必要があり、治療薬として認可されるのに大変時間がかかります。しかし、がん細胞は承認を待ってはくれません。だからこそ、がん発症のリスクを少しでも減らすための予防医療が重要になります。

もちろん予防医療に保険は適応されず自由診療でしか対応できません。ですが自由診療であればこそ、個々の体質や病態に応じたきめ細かい診療や最新医療技術による治療で、満足度の高い医療サービスを提供することが可能となります。

さらに、このような医療サービスが当たり前の世の中になれば、人々は発病してから病院に行くのではなく、日頃から病気の予防を心がけることによって、より健康で豊かな生活を営むこととなり、その結果、現在の莫大な医療費が削減されることが期待できます。

健康とは、誰かから与えられるのではなく自ら勝ち取っていくもの。こうした健康観こそが、超高齢化社会に生きる私たちに求められることではないでしょうか。

このような時代背景を受け、自由診療への期待は年々高まりつつあります。今現在も、保険医療の対象にならない先端の治療を求めて「病気を予防したい」あるいは疾病に苦しんでいる方の多くが、自由診療による医療サービスを探しています。

このような患者さんの受け皿となる医療機関が、今後少しずつ増えることが望まれています。

数ある選択肢の中から治療を選ぶ

人々が理想とする健康のかたちは千差万別です。100人いれば、100通りの答えが返ってくるでしょう。一人一人顔が違うように、社会的立場、性格、ライフスタイル、経済的背景が違うのですから当然です。

情報社会に生きる現代人は、毎日溢れんばかりの情報に接しています。中でも健康・美容分野に関する情報は膨大で、1日たりとも耳にしない日はありません。

自分の健康に関心を持つのは大切なことですが、その情報が本当に正しいのかどうか、ちょっと立ち止まって考えてみましょう。健康や美容に良いとメディアで取り上げられた食材でも、体質によってはリスクになることもあるからです。

例えば、葉酸はDNAなどの核酸を合成する、細胞分裂を促す等の作用があり、不足している人にとっては大切な栄養ですが、足りている人が摂ると過剰摂取となり何らかの健康被害が出る可能性も否めません。妊婦さんには葉酸が良いというのがこれまでの常識でしたが、最近の研究では葉酸の過剰摂取は胎児の脳に影響するという報告もあります。

食品から摂取する分には過剰になる心配はまずないのですが、サプリメントだと手軽に摂れてしまうため、過剰摂取になることもあります。

一人一人体質は違います。Ａさんに合った健康法が、Ｂさんに良いとは限りません。ブームだからと言って、安易に飛びつくのは危険です。

このように葉酸に限らず、どんなに良い栄養素でも、特定の成分を必要以上に摂取することは、人によっては健康被害が生じる可能性があることを知っておいてください。

人間の体はとても複雑で、ストレス、食生活、腸内環境、加齢などの環境要因によって体質は常に変化しています。体にとって必要なビタミン、ミネラルなども、その日、その時の状態によって変化していきます。

これは食に限ったことではありません。運動も同様に、健康増進のためには必要ですが、やり過ぎれば健康に害をもたらすことになります。要は何事もバランスが大切です。

では例えば、至適な運動はどのようにして決めるのがよいのでしょうか。さまざまな方法がありますが、わかりやすいものとして、フィリップ・マフェトンが提唱する１８０公式に基づいた方法があります。

まず、（１８０－自分の年齢）を計算します。

そこで得られた答えから、さらに10を引きます。例えば50歳の方ならば、１８０－50＝１３０、１３０－10＝１２０となりますが、心拍数が１分間に１２０から１３０の範囲内になるように運動をおこなえば、それが50歳の方にとっての至適な有酸素運動強度になる、というものです。

高齢者や闘病中で体力のない方は、そこからさらに5から10を引き、110〜120回／分が良いでしょう。あまりにも激しい運動は、活性酸素が増えることでむしろ体に悪影響を及ぼすので好ましくありません。

180公式を正確に行う場合には、ハートレートモニターという機器が便利です。先ほどの例でいえば、上限を130、下限を120として機器に設定すると、それらを上回ったり下回ったりした際にはアラームが知らせてくれる仕組みです。ようするに、アラームが鳴っていなければ至適な有酸素運動になっている、というわけです。ハートレートモニターは、スポーツ用品店やネット通販で簡単に入手できます。

健康法に限ったことではなく、ダイエットや美容法など体に関係する情報は星の数ほどありますが、中には首をかしげたくなるようなものがあるのも事実です。

情報に踊らされないためには、きちんと自分の体を知っておくことです。薬を始め万人に通用する健康法、美容法は存在しないものと思ってください。

今や、科学の進歩により自身の遺伝子や腸内フローラの状態までわかる時代です。根拠に乏しい、あるいは自分にとってまったく必要のない健康法を実践するのではなく、専門の医療機関で遺伝子検査や腸内環境などを調べた上で、自身に最適な健康法を実践することが大切です。

健康に関する情報を得ることは大事ですが、安全に確実な効果を得るためにも、自己判断せず、専門家に相談していただきたいと思います。

最適な医療を確立させるために、0次予防から3次予防まで

高度に専門家、細分化された現代の医学において「何となく体がだるいだけで、病院にかかるのは気が引ける」という方は案外多いのではないでしょうか。その気持ちは理解できますが、本当はそんな時ほど病院で診てもらうべきです。

何となく体調が優れないというのは、体が発するSOSのサイン、未病と言う病態です。未病をそのままにして病気が発症してしまったら、精神的にも、肉体的にも、経済面でも何一つ良いことなどありません。病気の種類によっては、治療法も限られてくるでしょう。

未病のうちなら、例え発症寸前でも選択の幅はぐんと広がります。適切な療法を施せば、病気を未然に防ぐことができるのです。がん、糖尿病、心血管疾患、うつ病、認知症など多くの病気は、ある日突然かかるわけではありません。病気の芽が毎日少しずつ積み重なり、ある時点で病気として発症するのです。

いうまでもなく、未病の状態をいち早くみつけるには、治療医学ではなく予防医学の考え方が大切です。従来、予防医学は、健康増進としての一次予防、早期発見・早期治療としての二次予防、リハビリテーション（再発予防）としての三次予防の三段階によって成り立っています。近年、これらに加えて、遺伝子分析を行うことで、その方の遺伝子的な特性から将来どういった疾

病リスクがあるのか、またどのような対処をすれば発症リスクを抑えられるのかを包括的に提案する「０次予防」の概念が提唱されています。オーダーメイド・メディスンを実践する上で、この０次予防の概念はとても大切です。

さて、前述したように、人間に限らず、あらゆる生物には自然治癒力が備わっています。ところが、さまざまな要因からホメオスタシスに乱れが生じると、病気が発症する要因となります。

病気が発症しても、ホメオスタシスが機能しているうちは自力で回復しますが、機能が低下してしまったら、もはや自力での回復は見込めず薬物や手術などに頼る他ありません。

未病の間にホメオスタシスのバランスを取り戻すことができたなら、なんら副作用も苦痛もなく、病気の発症を防げるのです。もちろん、がんも例外ではありません。

患者さんが回復したということは、最終的には患者さん自身の自然治癒力が内部環境を保てるように働いた、つまりは患者さん自らの力で病気を治したということです。

こうした自然治癒力に勝る薬はありません。環境が持つ癒しの力を借りながら、本来の自分を取り戻すことこそがホリスティック医療の本質であり、今まさに求められている医療でもあります。

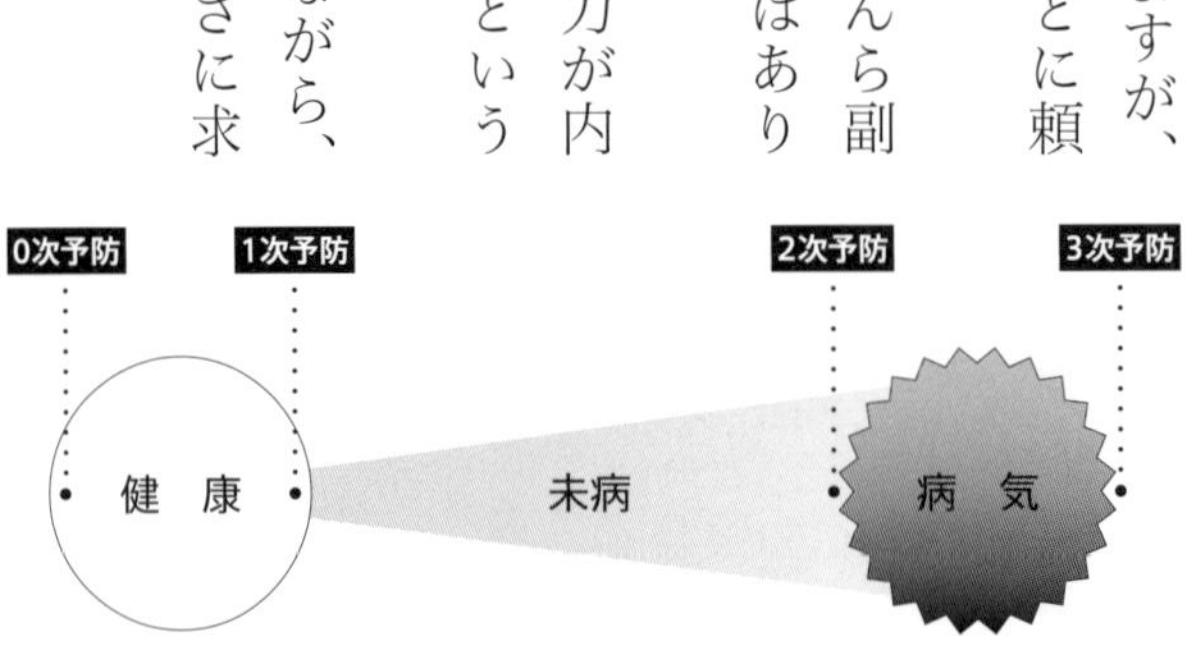

第2章　腸内環境とレジリエンス

ホメオスタシスを狂わせるストレス

人は常日頃からストレスという言葉を口にします。「仕事が忙しくて、ストレスが溜まる」「ストレスのせいで肩が凝る」という具合です。ではストレスとは一体何なのか?と聞かれると、返答に困ってしまうのではないでしょうか。

ストレスとはもともとは機械工学の用語で「物体に圧力を加えることで起こる歪み」のことを指します。生理学者のウォルター・キャノンは、すでに1914年には、今日使われているような意味でストレスという言葉を使っていたといわれますが、1936年にカナダの生理学者、ハンス・セリエが、ネイチャー誌に「ストレス学説」を発表して以降、広く一般にも知られるようになりました。

セリエ博士は、外部から個人にかかる負荷のことを「ストレッサー」、さらに人にストレッサーが加わった結果、個人の内部に溜まる歪みのことを「ストレス」と呼び、それが心・身体・行動の面で表れたものが「ストレス反応」であると定義しています。

さて、そのストレスですが、世間一般で考えられている以上に、私たちの心身、あるいは人間関係にさまざまな影響を及ぼしています。

我々の身体は、自律神経系や内分泌系および免疫系によって、普段特に意識しなくても恒常性

（ホメオスタシス）が保たれるようになっています。

自律神経系は、交感神経と副交感神経から成り立っており、簡単に言えば前者は緊張状態で働く神経、後者はリラックス時に働く神経です。ところが、生体がストレッサーにさらされると、脳内の視床下部からＣＲＨ（corticotropin-releasing hormone）というホルモンの分泌が増加し、さらにこのＣＲＨの刺激を受けて下垂体前葉からＡＣＴＨ（adrenocorticotrophic hormone）の分泌が促されます。

ここまでは脳内の出来事ですが、これらホルモンは血流に乗って遠く離れた臓器に作用を及ぼします。具体的には、このＡＣＴＨが副腎（腎臓の上に位置する胡桃大の器官）皮質に作用し、コルチゾールというホルモンの分泌を促進します。

同様にストレスによって、交感神経終末からはノルアドレナリンが、副腎髄質からはアドレナリンが分泌されます。これらのホルモンは、ストレスに伴い分泌されるため、一般的に「ストレスホルモン」と呼ばれますが、こうした反応は短期的にみると、生体にとって有利に働きます。

この状態を簡単に説明すると、ここで少し、山で獰猛な熊に出会ったシーンを想像してみてください。銃やナイフのような武器は持っていません。まさに生きるか死ぬかの瀬戸際で、これ以上のストレスはそうそうありませんね。

このような状況で、もしのんびりとしていたら瞬時に命を落としてしまうでしょう。ですから私たちは、このような非常事態には交感神経を緊張状態にし、闘うか逃げるかして乗り切ろうとします。この反応を闘争・逃走反応と言います。

ストレスというと不快なイメージしか浮かばないかもしれませんが、本当は身体を守るために起こっている生体反応であり、人にとって生き抜くために必要な反応なのです。

交感神経が緊張すると、アドレナリンやノルアドレナリンの作用により心拍数は増加し、さらに筋肉や血管は収縮し血圧が上がります。

さらに手からの発汗を促し滑らないようにしたり、瞳孔は散大し遠くまで見渡せるようにするなど、いわば戦闘モードになります。

また、このようなときに低血糖では体が思うように動きませんから、血糖を強力に上げる作用のある「コルチゾール」が分泌されます。

コルチゾールは炎症を抑制したり血液凝固を促進する働きを併せ持ちますが、これはつまり、戦闘時に起こり得る炎症や出血に備えているわけです。このようにして体は、みずからをダイナミックに変化させて外界の変化に対応しようとします。

こうした生体の仕組みをアロスタシスと言いますが、我々はこのようにホメオスタシスとアロスタシスという、相反するような作用を併せ持つことで生命を維持しているわけです。

しかし、本来短期的な対応であるべきこうした交感神経の過緊張状態やコルチゾール過剰状態が長く続いてしまうと、さまざまな問題が起こってきます。具体的には、動脈硬化や糖尿病、高血圧症、虚血性心疾患、脳血管疾患などの生活習慣病や、うつ病など精神疾患の発症に繋がってしまいます。

日常生活で熊に出会うことはありませんが、闘争・逃走反応は今なお心身に刻まれていて、逆にこの時代ならではの脅威、すなわち職場での過重労働、対人関係からくるイライラや怒り、不満や焦燥感などの心理的・社会的ストレッサーにより、一連の闘争・逃走反応とそれに伴うさまざまな疾病が引き起こされてしまうというわけです。

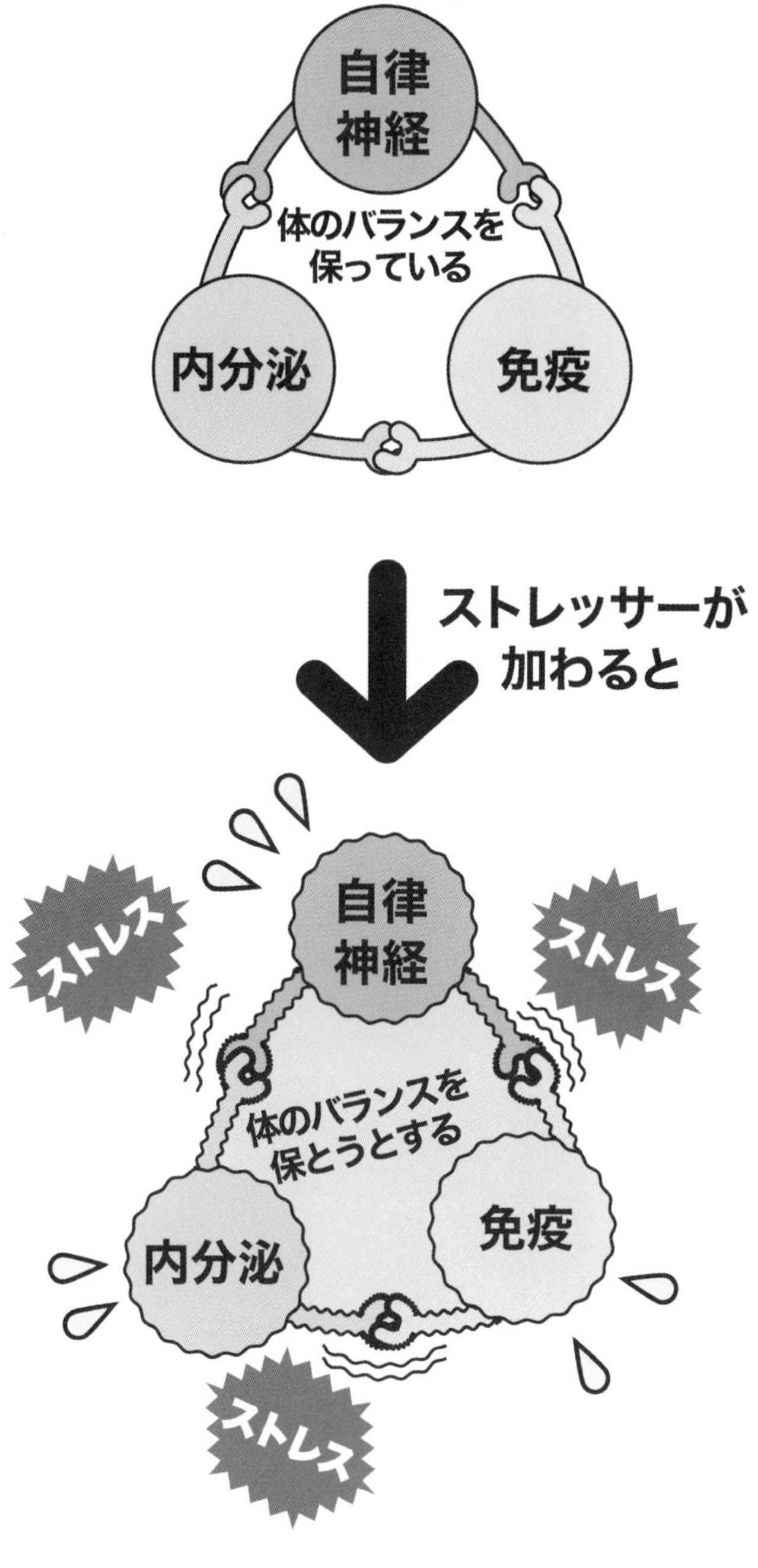

心と身体の状態には腸内環境が大いに影響

人間の身体は約60兆個の細胞から成り立っていますが、我々の腸内にはそれを遙かに上回る数の細菌が共生しており、その種類は今や3万種類を超えるともいわれます。

これらの腸内細菌は、人間が食べたものをエサにして、私たちの腸内で独自の生態系「腸内フローラ」をつくっています。

体に良いといわれる腸内細菌、いわゆる善玉菌と呼ばれるビフィズス菌や乳酸菌がお腹の調子を整えることは、皆さんも経験的に知っていらっしゃることでしょう。ところが最近になって、腸内細菌はこうした一般的な常識をはるかに越えたレベルで、私たちの心身に様々な影響を及ぼすことがわかってきました。

なかでも、「腸は第2の脳」などと言われることもあるように、健康だけでなく心にも大きく関わっていることが明らかになってきました。と同時に、精神状態が腸内環境を変化させることもわかってきたのです。

ストレスが腸内フローラの細菌構成を変化させることは、すでに1940年代には動物実験で示されていました。

人間においては、怒りや不安、恐怖などの心理的ストレスにより腸内フローラが変動することが示されています。古くはアメリカのNASAや旧ソ連において、強いストレス下での生活を余儀なくされる宇宙飛行士の腸内細菌フローラを調査した結果、いわゆる悪玉菌が増殖していることが分かりました。

これは、宇宙空間という極度の不安や緊張を強いられたストレスが原因だと考えられています。人種の違いやストレスの種類の違いにより若干結果が異なるものの、ストレスはいわゆる悪玉菌を増加させ、善玉菌を減少させると考えられています。

さらにまた、ストレスは免疫系にも悪影響を及ぼします。ストレスにより交感神経の過緊張状態が続くと、免疫細胞のうち顆粒球が増加し、相対的にリンパ球は減少します。

先ほども書いた通り、心理的ストレッサーによりアドレナリンが分泌されますが、顆粒球はアドレナリンに対する受容体を持っているために、ストレッサーが加わることで増加します。

顆粒球には細菌感染を防ぐ働きがありますが、増えすぎると微小循環障害を引き起こし、また顆粒球が役目を終える際に出す活性酸素がDNAの二重らせんを傷つけることがあります。

一方で、リンパ球の減少、特にがん細胞を攻撃するNK細胞の減少は、直接的に免疫力の低下に繋がります。このようなことから、ストレスは、がんの発症にも関わっていると考えられています。

以上のことから、がんの予防という観点においても、ストレスへの対処がいかに重要か、おわかりいただけるかと思います。

脳と腸に働きかける、新しい発想による医療

我が国における精神医療は薬物療法が主体ですが、「レジリエンス・プラグラム」は、薬に頼らない心身に優しいメンタルヘルス対策です。

生理学や脳科学の粋を結集した「ストレスプロファイル」「バイオフィードバック」「ニューロフィードバック」、さらに瞑想を科学した「マインドフルネス」、これら多彩な手法を組み合わせて心を鍛え、ストレス耐性を強化していきます。

精神・心理療法に、バイオフィードバック・ニューロフィードバックを併用して相乗効果を促すメンタルヘルス対策は、欧米でも注目されている先駆的な試みです。

さらに「レジリエンス・プログラム」は、メンタルヘルスに限らず、ストレスを原因とする不定愁訴や生活習慣病、アレルギー症状など、いわゆるストレス関連疾患全般に対しても有効なアプローチと言えるでしょう。

オーダーメイド・メディスンのもうひとつの柱、オーダーメイド免疫活性化療法は、乳酸菌を用いた、やはり体に優しい免疫力向上システムです。

イムノアッセイ（免疫学的測定法）を使った最新のバイオ技術により、600種類から6種類にまで厳選したプロバイオティクス（人体に有益な作用をもたらす生きた微生物）と患者さんの

血液を培養し、インターフェロンγという免疫力の指標となるサイトカインを増やす乳酸菌を選び、患者さんに服用していただくという療法です。

これは、免疫学と乳酸菌の権威である台湾の許博士が開発したシステムで、この方法で患者さんの腸内フローラに合わせて選びだした乳酸菌を服用してもらうと、がん細胞に対する攻撃性が2倍以上に高まることが確認されています。

がん治療以外にも、台湾ではすでに多くの実績を持ち、がん予防や生活習慣病の治療・予防のほか、花粉症やアトピーなどのアレルギー疾患、関節リウマチなどの自己免疫疾患に優れたエビデンスが得られています。

脳と腸は密接な相関があると言われています。脳にかかるストレスによって腸内細菌がバランスを崩し、その腸内環境の悪化が自律神経に影響を与え、それがさらにストレスに対して弱い脳をつくるとも考えられています。

このような悪循環を好転させるには、「レジリエンス・プログラム」によるストレス（脳）へのアプローチと、「オーダーメイド乳酸菌免疫活性化療法」による腸内環境へのアプローチを併用することが効果的です。脳と腸へ同時に働きかけることで、より多くの症状に対処できることになります。

日本における免疫細胞療法

　免疫療法とは、免疫細胞、サイトカイン、抗体等を活性化する物質を用いて免疫機能を高めて治療効果を上げようとするもので、がんの標準治療とされる三大療法に続き、第4の治療法として取り入れられている治療法です。

　健康な人でも1日に数千個ものがんがつくられています。しかし、必ず発症するというわけではありません。それは、免疫システムが常に監視していて、異常を感知すると排除するよう働き、発症を防いでいるからです。

　しかし、がんが免疫システムの監視を潜りぬけて増殖を始めると、発症や進行を食い止めることが難しくなります。また最近の研究では、がん細胞が免疫細胞からの攻撃を抑える能力を持っていることもわかってきました。

　免疫療法は、自身が持つ免疫細胞を体外で増殖させ強化した後、体内に戻すという方法で、多種多様ありますが、日本ではＮＫ細胞療法がもっとも多く実施されている方法です。

　ＮＫ細胞療法は、患者さんから採取した血液成分から、治療用の免疫細胞を取り出し、専用の培養液で薬剤等による刺激を加えながら活性化します。その後、使用した薬剤を取り除き、活性化した免疫細胞を回収し、それを生理食塩水とともに点滴剤として患者さんに投与します。

戻されたＮＫ細胞は、体内で免疫刺激系のサイトカイン類を多種大量に放出し、体内にあるもともとのＮＫ細胞の活性化を促します。

活性化したＮＫ細胞に誘導され、ＣＴＬというＴ細胞の一種も活性化され、がん細胞への攻撃に加わり、消滅を期待するというものです。

この免疫細胞治療の最大の長所は、もともと本人の免疫細胞を治療に使うので、副作用が少ないということです。一部の患者さんに微熱や稀に軽度のアレルギー反応が見られるほかは、これまで問題となる副作用の報告はないようです。

一方で、初期のがんには有効なものの、化学療法を繰り返した後であったり、ステージが進行したがんだと、取りだした自己の免疫細胞自体が弱っており、体内に戻しても果たして期待通りの働きをするか疑問視する声もあります。

治療の概念を大きく変える脳腸相関に基づくオーダーメイド・メディスン

私たちの身体は、自律神経系・内分泌系・免疫系のバランスで成り立っています。ですが、精神的、肉体的にストレスがかかると、そのバランスは次第に崩れてしまいます。

このバランスの崩れが、交感神経を過緊張にし、ストレスホルモンを多量に放出して、悪玉菌を増やし、免疫を弱めてしまうことに繋がります。さらに悪いことに、増えてしまった悪玉菌により腸のバリアー機能が脆弱になることで、炎症に関わるサイトカインなどが血液中に潜り込み、血管の炎症を引き起こします。

こうしたメカニズムや、ストレスが活性酸素を発生させることを考えると、病気の原因の多くはストレスに関わっていることになります。逆に言えば、ストレスを軽減しない限り、病気が根本から治癒することは難しくなります。

ストレスと腸内環境は密接につながっています。がんをはじめあらゆる病気を包括的に治療するためには、レジリエンス・プログラムでストレスをコントロールしながら、オーダーメイド乳酸菌を投与することで、相乗的に治療効果が高まります。

腸内環境の改善とレジリエンス・プログラムで免疫を最適化させた上で、点滴療法、温泉療法、運動療法、手技療法などを採り入れて発症の芽を摘むオーダーメイドな治療プログラムは、これまでの医療の概念とは異なる、個別化医療を実現する新しい医療サービスです。

第3章　オーダーメイド・メディスン検査プログラム

「マインド&ボディスコア」で心と身体を見える化

発病には至っていないものの、病気の原因が身体の中に潜んでいる、そんな状況を指す言葉が「未病」です。なんとなく身体がだるい、疲れがとれない、気分が落ち込むといった自覚症状がある方も少なくないでしょう。また自覚症状はなくても、検査数値が病気との境界域に入っている場合もあります。

病名はつかなくても、何かしらの症状が現れたからには、それなりの理由があるはずです。その人がどんなライフスタイルを送っているのか、性格、家庭環境、仕事、社会的な立場、被っているストレス、過去のトラウマ等を含め、身体の状態だけでなく、これらを全て含めて考えないと原因はつかめませんし、適切な治療やアドバイスもできません。

我々人間には心があり、心の乱れと体調不良を切り離して考えることはできません。「緊張するとお腹が痛くなる」「梅干しを見ただけで、口の中が酸っぱくなる」といった経験は誰しもあるかと思います。これは心身相関と言って、心と身体は相互に影響を及ぼすことの一例です。

心と身体をつなぐルートは自律神経系、内分泌系（ホルモン）、免疫系などいくつかありますが、中でも自律神経系は、最も速くダイナミックな心身相関のルートであり、ストレスの影響をもっとも受けやすい神経です。

自律神経が乱れれば、当然ながら内分泌系や免疫系、さらには腸内環境にも乱れが生じます。ですから、緊張や不安が続いたり疲労が蓄積されると、自然治癒力が低下し、様々な疾患となって現れることになります。

オーダーメイド・メディスンのベースとなる検査システム「マインド&ボディスコア」は、患者さんの心と身体の状態を「見える化」する検査プログラムです。病気の兆候をいち早く見つけるために、心身の両面をトータルでとらえて健康状態を評価していきます。

こうして、本人ですら気づいていない問題点や目に見えない微細なレベルの症状にアプローチすることで、未病の段階で根本から治すことを目指す医療システムの入り口としての役割を果たします。

酸化ストレス・抗酸化力測定、最終糖化生成物測定、尿中腫瘍マーカー測定、有害重金属・ミネラル測定、動脈硬化（血圧脈波）測定といった身体面の検査に加えて、ストレスプロファイル、各種心理検査など、最新テクノロジーを用いたメンタル面の検査も実施し、心身の状態をトータルでチェックしていきます。

「マインド&ボディスコア」から導き出された結果に基づいて、患者さんの病因を探ったうえで様々な治療法をシミュレートし、最善の未病予防および治療プログラムを決めます。プログラムは、それぞれの患者さんで内容が異なり、その方の体質、ライフスタイル、価値観に最も適したものを提案します。

既製服より自分の体型に合わせて作ったオーダーメイドの服が着心地がいいように、医療もオーダーメイドにすることで、個々の患者さんにとって、より安全で、より効果的なものになります。

0次予防から1次予防としての遺伝子検査

オーダーメイドの医療を目指す上で、遺伝子検査は重要な役割を担っています。

遺伝子とは、人間の体をつくるための「設計図」、いわば究極の個人情報です。遺伝子を構成しているのはＤＮＡ（デオキシリボ核酸）ですが、このＤＮＡの違いによって、肌や目の色、顔貌、体型といった見た目や、性格や才能などの個性、特定の病気にかかりやすい、かかりにくいなど、目に見えない体質が決まります。

心身の健康状態や個性は、遺伝だけでなく生活環境によっても変化しますが、遺伝子の情報は、後天的遺伝子修飾などを除き、基本的に生涯変わることはありません。同じ疾病であるにも関わらず、ある人には良く効く薬が、別の人には全く効かないということがあります。これには遺伝的素因が大きく影響しており、副作用の有無など薬に対する応答性の違い、お酒が強い弱いといった特徴は、生活習慣や環境要因よりも、遺伝子的な要因に、より大きく左右されると考えられています。

人は一生を過ごす間にさまざまな病気にかかりますが、病気の要因は、このように遺伝子素因が原因となる「遺伝要因」と、生活環境や食習慣、睡眠、ストレスなど生活習慣による影響が原因となる「環境要因」とに大きく分けられます。

しかし、特定の病気に対して遺伝的な危険因子を持っているからといって、必ず発症するというわけではありません。先ほども書いたように、病気の発症は遺伝要因と環境要因が絡み合って起こるもので、あくまで遺伝要因はリスクの一つでしかないのです。

日本人に多い、がん、高血圧、糖尿病は、遺伝による体質ばかりでなく、生活環境も大きく影響する病気であり、がん家系だからといって必ずがんが発症するわけではありません。遺伝子解析技術の発達により、今や誰もが気軽に遺伝子検査を受けられるようになりましたが、遺伝子情報ですべての病気の予測や治療ができるとは考えないでください。病気の危険因子がわかったところで、それがそのまま治療に活かせるわけではありません。

確かに遺伝子検査によって、自分がかかりやすい病気を知ることは大事ですが、もっと重要なのは「将来的に起こりうる疾病を予防するには、具体的に何をすれば良いのか」ということです。

例えば、ホモシステインというアミノ酸が過剰になると、血管内皮細胞を障害することで動脈硬化症や虚血性心疾患の原因となるばかりでなく、うつ病、統合失調症、アルツハイマー型認知症などの精神疾患のリスクも高まることがわかっていますが、ホモシステインの調節には、葉酸代謝に関わるＭＴＨＦＲ遺伝子が重要な役割を果たしています。もし、ＭＴＨＦＲ遺伝子に変異がある場合、何も対処しなければ前述の疾患が生じやすくなる可能性がありますが、自身の遺伝子的な特性を知った上で、適切な対処—ここでは葉酸の摂取を適正化する—を行うことで、将来起こりうる疾病リスクを減らすことができるのです。

遺伝子検査を疾病予防に活かすために

これまで書いてきたように、自分の遺伝的な特性をただ「知る」ためだけに遺伝子検査を利用するのではなく、それを知った上でさらに、科学的根拠のある方法で病気の発症を防ぐことができてこそ、はじめて遺伝子検査が健康維持に役立つものになります。

ヒトゲノム完全解読を機に、生命科学は飛躍的に発展しましたが、中でも解析機器の進化は目覚ましく、次世代型メタゲノム解析の登場により、これまで不可能とされていた分野の研究が急速に進みました。

その恩恵の最たるものは「腸内細菌」解析にみられます。これまでは、腸内細菌は1菌種ごと分離・培養して調べなければなりませんでしたが、メタゲノム解析により1度に大量の塩基配列を解読することができるようになりました。

こうして、今まで謎に包まれていた腸内フローラの成り立ちや役割が次第に明らかにされつつあります。これまで腸内細菌といえば、整腸作用に影響する菌といった認識でしかなかったものが、解析が進むにつれとてつもない可能性を秘めていたことがわかってきたのです。腸内細菌が、

検査機関による情報格差の問題点

経済産業省の
<平成 25 年度・遺伝子検査ビジネスに関する調査報告書>

「DTC 遺伝子検査ビジネスの課題は、研究成果の集積が日進月歩で進んでいる発展途上の段階であり、消費者にとって遺伝子分野が難解であるために、情報格差が大きい。しかも、遺伝子検査や倫理問題などへの消費者の理解が十分ではないので、検査結果への誤解・過信が生じる恐れもある。しかし、科学的知見に基づいた事実を正確に伝えられれば、消費者の健康増進に寄与する可能性があるため、国・事業者・学術団体などが適正なビジネスに育てることが重要と指摘している」

このように日本では遺伝子ビジネスに関する法整備は未だ十分とは言えません。医療機関の協力なしで行われている、安価な遺伝子解析を軽い気持ちで受けた結果、信頼性の乏しい情報に翻弄され、適切な判断を誤るリスクも考えられます。自身の身体に関する情報を得ることは大事なことですが、しっかりとした見識を持っておく必要があるでしょう。遺伝子検査に詳しい医師がいる医療機関で検査を受けることをお勧めします。

あらゆる生物の生命現象を左右していたといっても過言ではありません。

腸内細菌の全貌を解明することが、医療を大きく前進させるのではないかという期待が高まり、欧米では国家的な研究プロジェクトが動き出しました。中でもアメリカ、ヨーロッパ、中国では数百億円の予算をかけ腸内フローラを治療に活かす臨床研究が次々と始まっています。

このように、日々進化を遂げる遺伝子検査ですが、遺伝子とは、私たちの細胞一つひとつにおさまっている「生命の設計図」です。それは親から子どもへと伝えられるだけでなく、個々人の遺伝子型はそれぞれに異なり、また受け継がれた遺伝子は、後天的遺伝子修飾などを除き原則的に生涯変わりません。

そういった特徴を踏まえ、遺伝子検査では個々人の体質、将来どんな病気にかかりやすいか、どんな適性があるかなどを調べていきます。

内容としては、一度の検査で多くの項目（疾病リスクや体質など）を解析できる遺伝子検査のほか、がんのリスクに特化した遺伝子分析、三大栄養素の代謝に関わる食事遺伝子や、運動能力・アルコール代謝に関わる3～5項目を調べる簡易遺伝子検査などがあります。

ＤＮＡの情報は、設計図の原本に相当し生涯変わらないため、これらの検査は一生に一度行えば良いものです。一方で、設計図の原本から転写した作業用のコピーといえるＲＮＡ（リボ核酸）の情報は、その時々によって検査結果が変わりますが、極めて早期から体内で起こっている微細な変化を捉えることができます。

具体的には、mＲＮＡ（メッセンジャーＲＮＡ）の発現解析による超早期がん検査や、老化を遅らせ長寿に働きかけると言われる〝サーチュイン遺伝子〟の活性度を測定する長寿遺伝子検査などがあります。

こうして遺伝子的な特性による疾病リスクが予測できれば、発症を防ぐための食事療法、運動療法などのほか、必要に応じて点滴療法やサプリメントの摂取など、様々な早期対策が可能となります。

ストレスを診断する「ストレス・プロファイリング」

ストレス・プロファイリングの目的

ストレスとは、一言でいえば「人体に生じる無理（歪み）」のことを指しますが、前述したように、ストレス学の父といわれるハンス・セリエ博士以降、外部から個人にかかる負荷のことを「ストレッサー」、ストレッサーが加わった結果、個人の内部に溜まる歪みのことを「ストレス」、それが心・身体・行動の面で表れるのが「ストレス反応」と、それぞれ分けて考えられるようになりました。

現代人にとってストレスはつきものですが、ストレッサーに対する反応の仕方は人によってかなり違います。

そこで、ストレス・プロファイリングを実施することによって、その人が各種のストレッサーに対してどのような反応を示し、その影響がどのくらい持続するかなどの情報を、後述する精神生理学的な指標などにより評価することが重要になります。

ストレスコーピングと個人差要因

ストレスに対して何らかの対処をしようとした場合、まずまっ先に思い浮かぶのは、いかにストレッサーを減らすか、ということでしょう。職場の例でいえば、仕事の量を減らしたり、配置換えするなどがそれに相当します。確かにこの方法は、場合によっては有効な手段になり得ます。

しかし、減らした仕事や配置換えをしたあとの環境が、その人にとってやはりストレッサーになってしまうのであれば、これらを延々と繰り返すのは現実的ではありません。

では、ストレスそのものを発散させる、という方法はどうでしょうか。例えば、お酒を飲んだり、カラオケに行って大声で歌うなどですが、一時的に効果があったとしても、その場しのぎになってしまう場合が多いものです。

そもそも、同じようなストレッサーがかかっているにも関わらず、それをまったく意に介さない人がいる一方で、うつ病になってしまう人もいるわけです。この違いはどこにあるのでしょうか。

アメリカの心理学者リチャード・S・ラザルスは、同じようなストレッサーを抱えていても、本人がそれをどう捉え、どのように評価し対処するかで、引き起こされるストレス反応が変わることに着目しました。

そしてその対処の仕方をコーピングと呼び、個人によって異なることを明らかにしています。一般にストレスを抱え込んでしまうタイプは、「まじめで几帳面」、完全主義者で責任感も強く、努力家の方に多いとされます。人から頼まれたら断れきれず、全部自分で背負い込んでしまいがちな人がこのタイプです。

では、ストレス耐性の高いタイプとはどのような人でしょうか。実は「ポジティブ思考」や「楽観主義」の人たちは、一般的にストレス耐性が高いと言われます。何か困難にぶつかった時、「まあ、何とかなる」と考えたり、それを脅威ではなくエネルギーに変え、乗り越える力にする人といえるでしょう。

このようにストレッサーからの影響は、個々の「認知の仕方」によって大きく異なります。ストレス・プロファイルでは、脳波、心拍数、筋電図、呼吸数、皮膚コンダクタンス、末梢皮膚温、心拍変動などの精神生理学的な指標や、各種心理検査を用いて、一人一人異なるストレスに対する反応性や認知の仕方を探ります。

その上で、それぞれの特性に応じ、いずれも後に詳述する「バイオフィードバック」「ニューロフィードバック」「マインドフルネス」「認知行動療法」「CES療法」などの治療法をオーダーメイドで組み合わせ、自らストレスをコントロールする技法を身につけるのが、レジリエンス・プログラムです。

ストレス・プロファイルの具体的方法

バイオフィードバックを応用したストレス・プロファイル

血圧や心拍数、筋肉の緊張や発汗といった自分では制御が難しい生理現象（バイオ）を測定し、その情報を音や画像などに変換して本人に返す(フィードバック)ことにより、体内の変化をリアルタイムで知覚し自己コントロールする技法がバイオフィードバックです。

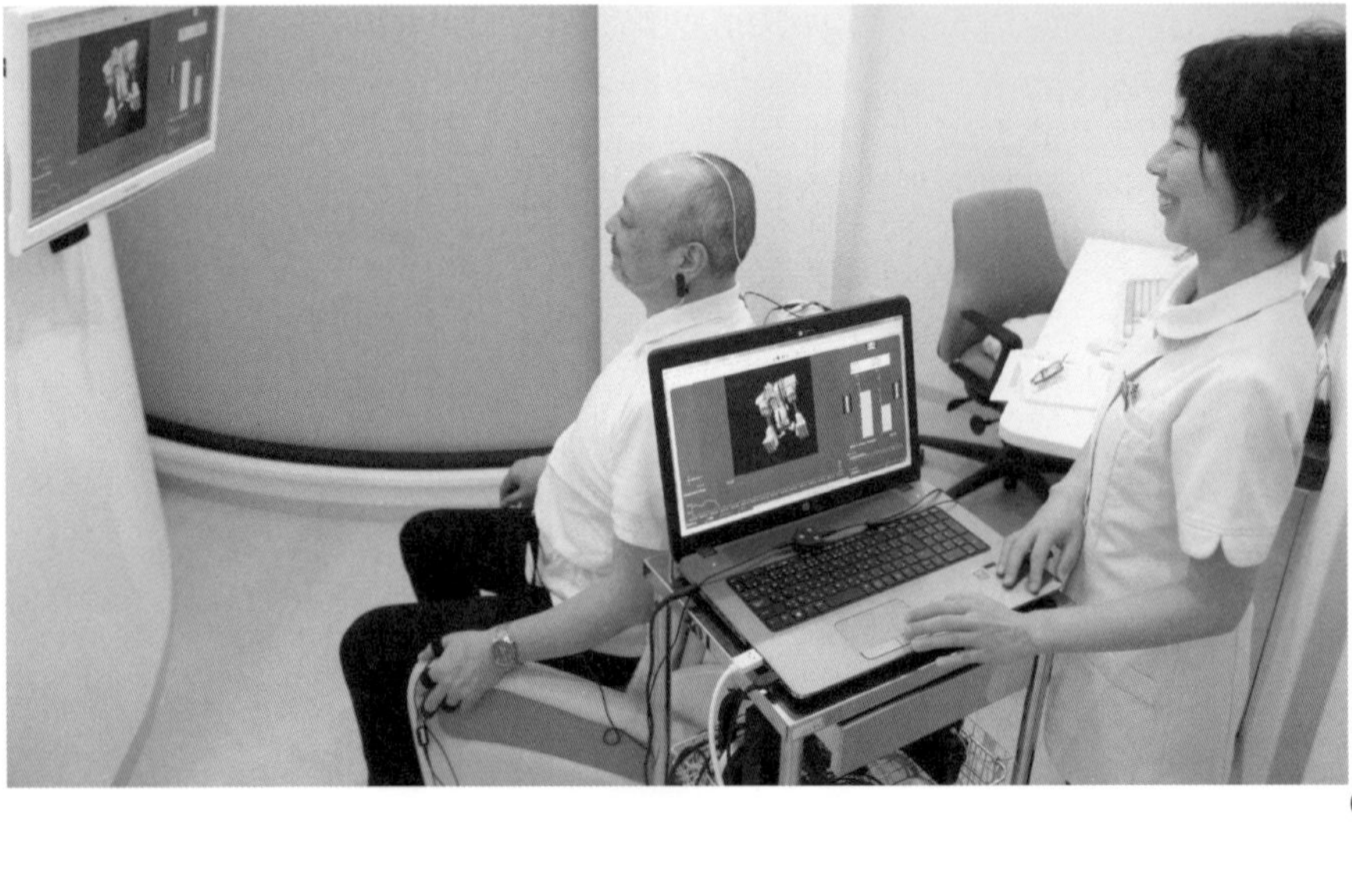

特殊なセンサーを用いて、呼吸、心拍、発汗、末梢皮膚温、筋緊張度など精神生理学的指標により、ストレスの心身への影響度を調べます。この原理は、うそ発見器にも応用されている確かなものです。

患者さんに様々な質問を投げかけ、脳に適度なストレスを与えた時、精神生理学的指標がどのように変化するのかを分析し、その反応の仕方やストレスからの回復時間を測り、個人差要因を見極めます。

心理検査（POMS２）

チェックリストに答えるかたちで、（ここ１週間程度の）持続した気分や感情を「緊張」「抑うつ」「怒り」「活気」「疲労」「混乱」「友好」の７つの尺度から測定します。

生まれ持った性格傾向などは評価せず、メンタルヘルスの強化などに活用されます。

ＰＯＭＳ２は数ある心理検査のうちの一つであり、おも

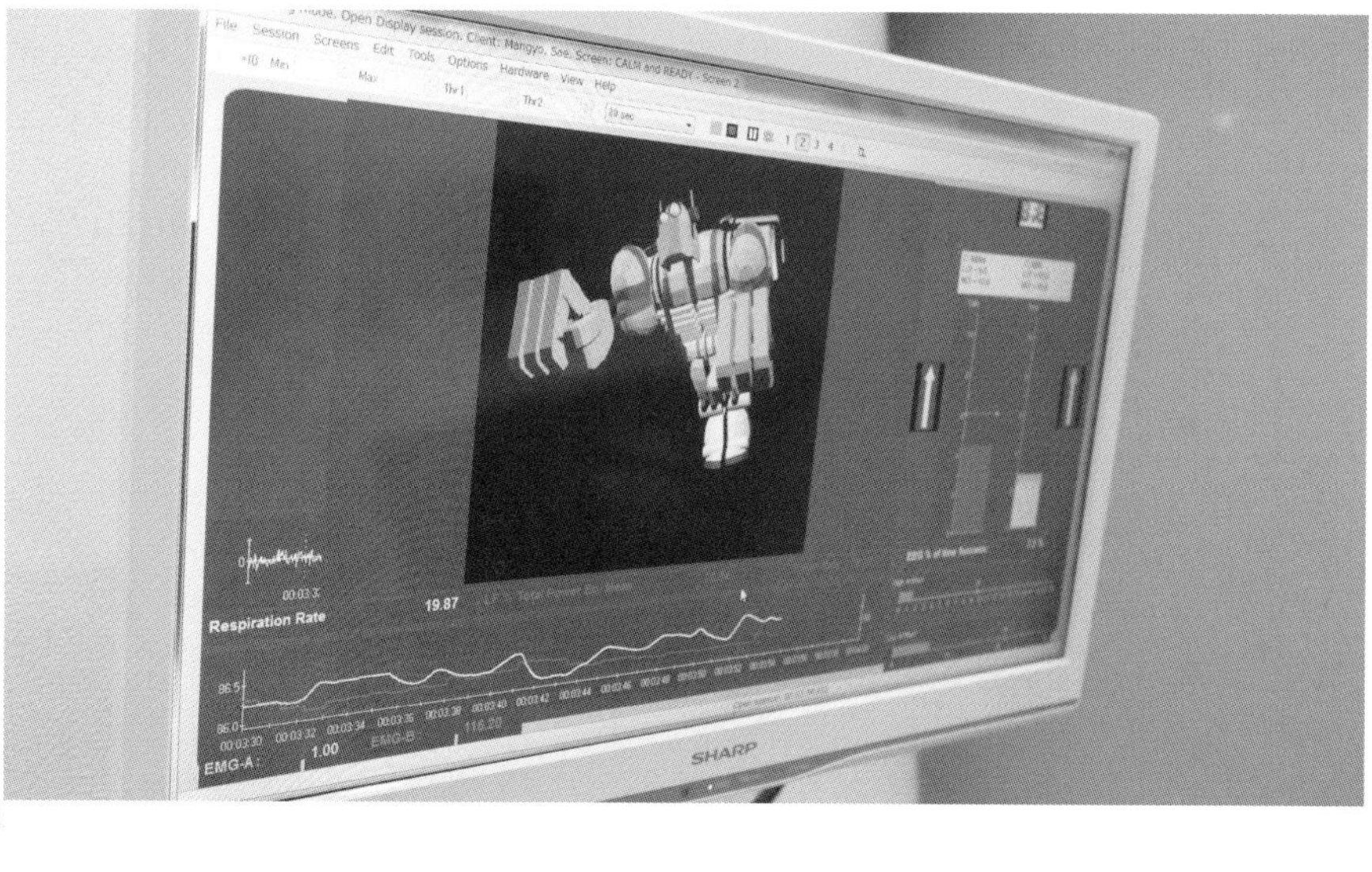

には健常者に対して行いますが、不安や抑うつ傾向がある方にはＨＡＤＳやＣＥＳ—Ｄなど別の心理検査を行う場合があります。

検査内容

・緊張・抑うつ・怒り・活気・疲労・混乱・友好の7つの因子を同時に評価測定します。
・性格傾向を評価するのではなく、その人のおかれた条件の下で変化する一時的な気分・感情を測定します。
・65項目版と35項目版があり、目的に応じて使い分けます。検査時間はそれぞれ10分、5分程度です。
・採点は、各因子ごとに評価するほか、ＴＭＤ得点（総合的気分状態得点）を算出します。

定量脳波分析（ＱＥＥＧ）

脳は活動にともなって常に微弱な電気信号を出し続けており、それは頭の表皮上におけるわずかな電位差（電流は電位の高いほうから低いほうへ流れる）となってあらわれます。その電気信号変動を頭部に付けた電極でとらえ、増幅し波形として記録するのが脳波検査です。

一般的な脳波検査は、けいれんを起こしたとき、意識障害がみられるとき、症状には出ない軽い意識障害をみつけようとするときなどに行われ、脳腫瘍などの診断にも有用です。

通常の脳波検査では、紙の上に描かれた波形を読影するのに対して、定量脳波分析は、脳波をデジタル信号に変換し、LORETA解析、周波数解析、コヒーレンス解析などにより数量化・視覚化して、脳波の変化を統計学的に検討します。

これにより、脳の生理的な活動状態、様々な精神疾患の脳機能の特徴や治療による変化を検討することができます。

検査手順

19カ所の電極を頭皮上に設置し、安静にした姿勢で、目を開いたとき、目を閉じたとき、深呼吸をしたときなどの脳波を調べます。検査時間は、およそ1時間程度です。

脳波はその波長によって、δ波（デルタ波）、θ波（シータ波）、α波（アルファ波）、β波（ベータ波）などに分類されます。

一般に成人の場合、安静にして目を開いていると活動時の脳波であるベータ波が、目を閉じているとリラックス時の脳波であるアルファ波があらわれ、熟睡しているとデルタ波が出てきます。

LORETA解析では、脳の電気生理的な活動状態をMRIやCTのように視覚化することができます。

老化を促進する酸化と糖化

細胞膜を老化させる活性酸素

老化と病気の発生には酸化と糖化が深く関わっていますが、これらは表裏一体の関係であり、互いに影響を及ぼし合いながら老化や病気を進行させます。その違いは、「酸化＝錆びつき」「糖化＝焦げつき」などと表現されます。

人は呼吸によって取り込んだ酸素や食事から取り入れる糖質、脂質を酵素と反応させ、エネルギーに変えていきます。このとき発生する活性酸素が、細胞膜などを「錆び」させてしまいます。普通に生活しているだけでも活性酸素は一定量発生していますが、適量であれば必ずしも身体にとって悪いものではありません。細菌やウイルスから私たち自身を守る役割もあるからです。

しかし、紫外線やたばこ、ストレス、過度な運動、誤った食生活などによって過剰に活性酸素が生成されると、毒性のある有害物質として、体内の細胞を酸化させてしまうのです。

細胞の酸化が進むと、細胞膜の脂質が劣化し栄養と老廃物の出し入れがスムーズにできなくなり老朽化します。また、遺伝子が傷つけられ異常な細胞分裂をおこし、がん化したり、さらにはコレステロールをも酸化させ、動脈硬化を促進してしまいます。

こうした活性酸素の攻撃から身を守るため、人間の体には活性酸素を無毒化する「抗酸化酵素」が備わっているのですが、この体内酵素は年齢と共に減少してしまうことがわかっています。それだけに、日頃から抗酸化力を高める食事を意識し適度な運動を行うなど、活性酸素を増やさないライフスタイルを心がけることが、いかに重要かおわかりいただけるかと思います。

自分の錆び具合を知る、酸化ストレス測定

私たちは常日頃から、細胞を錆びつかせるさまざまな要因に囲まれて日常生活を送っています。ですが、活性酸素などの酸化ストレスや、それを打ち消す抗酸化力がそれぞれどの程度あるのかは、その人の生活環境や年齢、ライフスタイルによって大きく異なってきます。

患者さんの現時点での酸化ストレスと抗酸化力のバランスを見るのが、血中酸化ストレス・抗酸化力測定、それによってＤＮＡがどのくらい損傷を受けたかを見るのが、尿中酸化ストレス測定です。

具体的には、極く微量の採血により、酸化ストレスの指標であるｄ－ＲＯＭｓと、抗酸化力の指標であるＢＡＰというマーカーを調べます。

一方尿中には、酸化して損傷したＤＮＡの残骸（８－ＯＨｄＧ）が含まれており、採尿してその量を測定することで、酸化ストレスがわかります。この両者を調べることで、より正確に個々

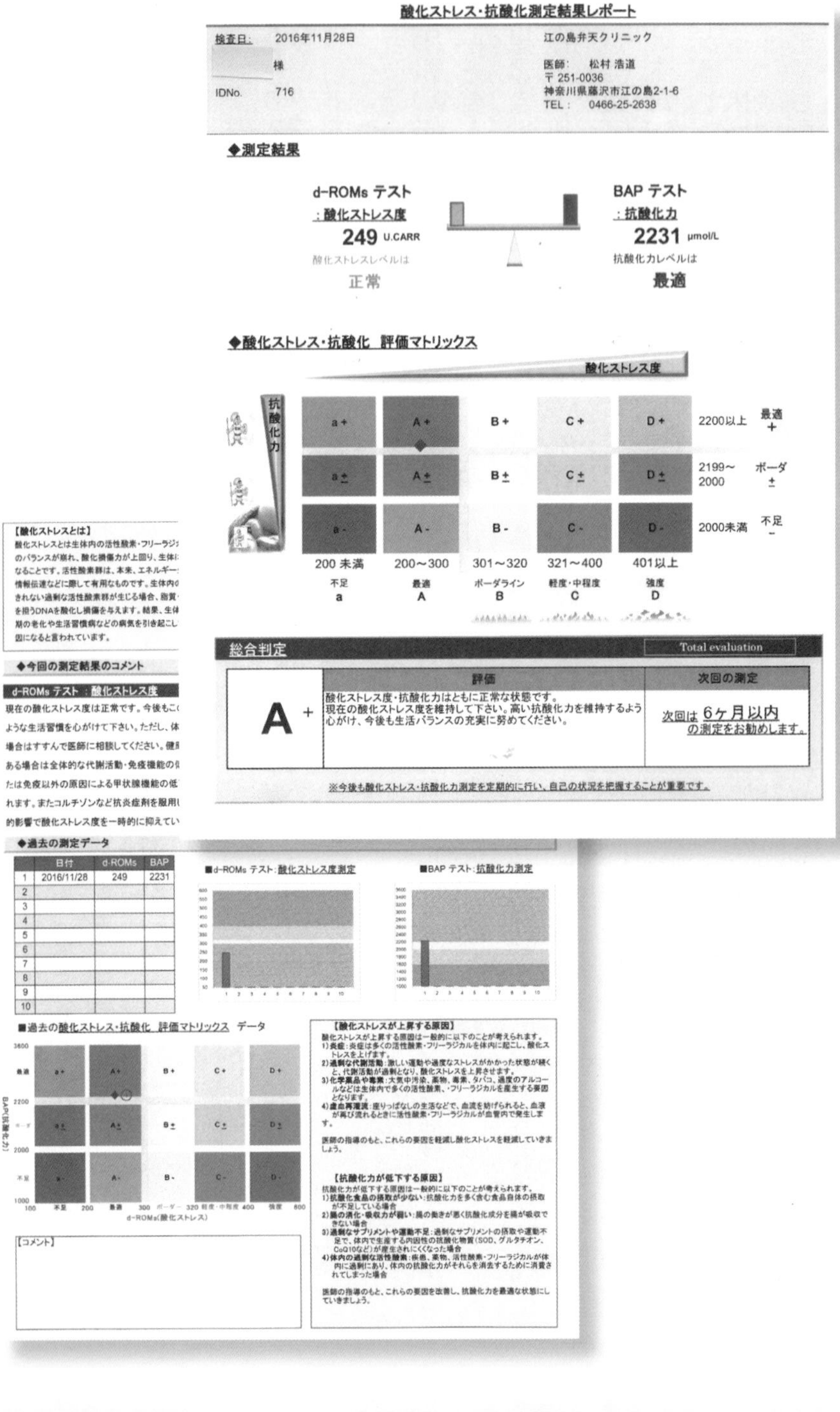

酸化ストレス・抗酸化測定結果レポート

検査日:	2016年11月28日	江の島弁天クリニック	
	様	医師:	松村 浩道
IDNo.	716	〒251-0036	
		神奈川県藤沢市江の島2-1-6	
		TEL :	0466-25-2638

◆測定結果

d-ROMs テスト
: 酸化ストレス度
249 U.CARR
酸化ストレスレベルは
正常

BAP テスト
: 抗酸化力
2231 μmol/L
抗酸化力レベルは
最適

◆酸化ストレス・抗酸化　評価マトリックス

酸化ストレス度

抗酸化力

a+	A+	B+	C+	D+	2200以上	最適 +
a±	A±	B±	C±	D±	2199〜2000	ボーダ ±
a-	A-	B-	C-	D-	2000未満	不足 -
200 未満	200〜300	301〜320	321〜400	401以上		
不足 a	最適 A	ボーダライン B	軽度・中程度 C	強度 D		

総合判定　Total evaluation

	評価	次回の測定
A +	酸化ストレス度・抗酸化力はともに正常な状態です。現在の酸化ストレス度を維持して下さい。高い抗酸化力を維持するよう心がけ、今後も生活バランスの充実に努めてください。	次回は 6ヶ月以内 の測定をお勧めします。

※今後も酸化ストレス・抗酸化力測定を定期的に行い、自己の状況を把握することが重要です。

【酸化ストレスとは】
酸化ストレスとは生体内の活性酸素・フリーラジ
のバランスが崩れ、酸化損傷力が上回り、生体に
なることです。活性酸素群は、本来、エネルギー
情報伝達などに際して有用なものです。生体内の
きれない過剰な活性酸素群が生じる場合、脂質
を担うDNAを酸化し損傷を与えます。結果、生体
期の老化や生活習慣病などの病気を引き起こし
因になると言われています。

◆今回の測定結果のコメント

d-ROMs テスト　: 酸化ストレス度
現在の酸化ストレス度は正常です。今後もこ
ような生活習慣を心がけて下さい。ただし、体
場合はすすんで医師に相談してください。健
ある場合は全体的な代謝活動・免疫機能の
たは免疫以外の原因による甲状腺機能の低
れます。またコルチゾンなど抗炎症剤を服用
的影響で酸化ストレス度を一時的に抑えてい

◆過去の測定データ

	日付	d-ROMs	BAP
1	2016/11/28	249	2231
2			
3			
4			
5			
6			
7			
8			
9			
10			

■d-ROMs テスト: 酸化ストレス度測定

■BAP テスト: 抗酸化力測定

■過去の酸化ストレス・抗酸化　評価マトリックス　データ

【酸化ストレスが上昇する原因】
酸化ストレスが上昇する原因は一般的に以下のことが考えられます。
1)炎症:炎症は多くの活性酸素・フリーラジカルを体内に起こし、酸化ストレスを上げます。
2)過剰な代謝活動:激しい運動や過度なストレスがかかった状態が続くと、代謝活動が過剰となり、酸化ストレスを上昇させます。
3)化学薬品や毒素:大気中汚染、薬物、毒素、タバコ、過度のアルコールなどは生体内で多くの活性酸素、・フリーラジカルを産生する要因となります。
4)虚血再灌流:座りっぱなしの生活などで、血流を妨げられると、血液が再び流れるときに活性酸素・フリーラジカルが血管内で発生します。

医師の指導のもと、これらの要因を軽減し酸化ストレスを軽減していきましょう。

【抗酸化力が低下する原因】
抗酸化力が低下する原因は一般的に以下のことが考えられます。
1)抗酸化食品の摂取が少ない:抗酸化力を多く含む食品自体の摂取が不足している場合
2)腸の消化・吸収力が弱い:腸の働きが悪く抗酸化成分を腸が吸収できない場合
3)過剰なサプリメントや運動不足:過剰なサプリメントの摂取や運動不足で、体内で生産する内因性の抗酸化物質(SOD、グルタチオン、CoQ10など)が産生されにくくなった場合
4)体内の過剰な活性酸素:病気、薬物、活性酸素・フリーラジカルが体内に過剰にあり、体内の抗酸化力がそれらを消去するために消費されてしまった場合

医師の指導のもと、これらの要因を改善し、抗酸化力を最適な状態にしていきましょう。

【コメント】

人の酸化ストレス度を評価し、適切な治療へと導くことができます。

体の錆びつきは万病の元であり、酸化ストレスによってアテローム性動脈硬化症、パーキンソン病、狭心症、心筋梗塞、アルツハイマー病、統合失調症、双極性障害、慢性疲労症候群、その他多くの病気が引き起こされると言われています。

尿中腫瘍マーカー

酸化ストレスによりＤＮＡが損傷すると、その修復の過程でミスが起こり、いわば「腫瘍の芽」が発生することになります。健康体では見られず、体内に腫瘍があるときに産生される、あるいは腫瘍があることに反応する物質を腫瘍マーカーと言います。それらを血液や尿などから検出することで、がんが発症・再発・転移しているかどうか、あるいはその進行具合を調べ

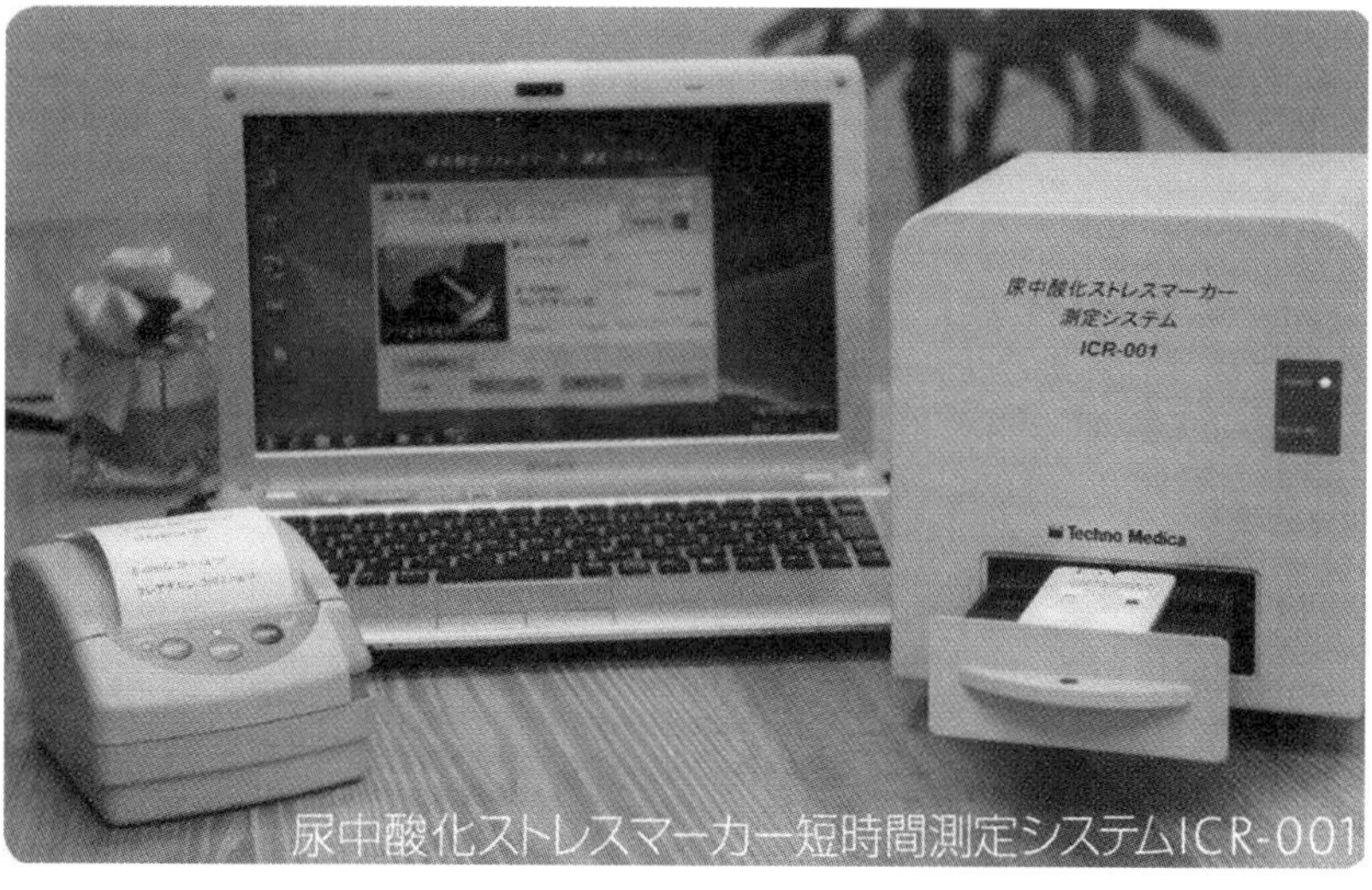

尿中酸化ストレスマーカー短時間測定システムICR-001

ます。

尿検査だけで計測できる尿中ジアセチルスペルミンは、がん共通のパスウェイに関わっていることから、理論上は全てのがんで上昇するマーカーですが、特に膀胱がんをはじめとした尿路悪性腫瘍、肺がん、乳がん、肝細胞がん、大腸がん、骨髄性白血病などのがん細胞が増殖するに従って上昇することが報告されています。

比較的進行度の低いがんに対する陽性率がCA19－9やCEA等の腫瘍マーカーより高い傾向が確認されており、わずか5分で結果がわかります。

タンパク質を変性させ炎症を引き起こす糖化

酸化と並ぶ老化現象の原因として注目されているのが糖化です。一部の研究者の間では、糖化は酸化よりも老化に対する影響が大きいという意見もあります。

酸化は活性酸素やストレスによって引き起こされますが、糖化はずばり「糖」そのものが原因です。

食事から摂取された糖が体内にあるタンパク質と結びつき、タンパク質が変性して老化を促進させるのが糖化です。糖化には段階がありますが、中でも問題になるのが糖化の最終産物「AGEs（最終糖化生成物）」です。

人の身体は水分を除くと、ほとんど全てタンパク質で構成されています。血管、筋肉、心臓などの臓器、骨、爪、これらはすべてタンパク質から作られます。

糖化は、程度の差こそあれ、体内のタンパク質すべてを変性させてしまいます。例えば、肉を焼くと硬くなって色も変わりますが、これがタンパク質の変性です。

一度変性してしまったタンパク質は、二度と元には戻りません。ＡＧＥｓが生成されてしまうと、それを戻す薬は今のところないと言われています。

さらに恐ろしいのは、ＡＧＥｓが引き起こす慢性の炎症です。細胞の膜には「ＲＡＧＥ」と呼ばれるＡＧＥｓの受容体があり、この２つが結合すると細胞内の情報伝達に異常サインが出て、各所に炎症を引き起こすサイトカインを放出させてしまうのです。

炎症性サイトカインは血管壁にダメージを与え、動脈硬化や心筋梗塞、脳梗塞などの血管系の疾患から、糖尿病や慢性疼痛、がん、認知症など、多くの病気の引き金となります。

ＡＧＥｓのリスクを軽減する食事を心がける

糖化は糖そのものが原因と先ほど述べましたが、他にも大切な要素がいくつかあります。例えば調理法も大事で、魚料理を例にとってみると、生（刺身）はほぼＡＧＥｓは含まれないのに対して、蒸す・茹でる、焼く、油で揚げる、の順でＡＧＥｓの含有量は多くなります。

タンパク質、糖質、脂質、食物繊維をバランス良く摂ることが大事で、当然糖質（炭水化物）の摂りすぎには注意が必要ですが、実は食べる順番もポイントになります。

そこで目安となるのが、ＧＩ値という食品ごとの血糖値上昇度の指標です。ＧＩはグリセミック・インデックス（glycemic index）の略で、具体的には、ＧＩ値が高い食品を摂った後には血糖値が急に上昇する、逆にＧＩ値が低い食品を摂った後には血糖値がゆるやかに上昇する、という具合です。

ここで、ＧＩ値の高い食品を摂った際に心身にどのような変化が起こるか、みていきましょう。

これまで何度も書いてきたように、私たちには生体を最適な状態に保つためのホメオスタシス（生体恒常性維持）という仕組みが備わっています。血糖値についても、主に複数のホルモンによって一定の範囲に調整・維持されています。

ＧＩ値が高い食品を摂ったあとは血糖値が急激に上昇しますが、それを下げるために膵臓からインスリンという血糖を下げるホルモンが多量に分泌されることになります。するとインスリンの働きで血糖が下がりますが、そこでほどよい血糖値に落ち着けばよいものの、そうはいきません。

多量に分泌されたインスリンが、血糖値を下げすぎてしまうのです。そうなると今度は、血糖値を上げるための様々な反応が起こります。ストレスホルモン（コルチゾールやアドレナリンなど）には血糖値を上げる働きがあるため、私たちは自らの体をストレス状態（交感神経緊張状態）にもっていくことで血糖値を保とうとします。

低血糖の時に、イライラしたり動悸がしたり、更には不自然な汗をかいたりするのはこのためです。さらに低血糖の時には無性に甘いものが欲しくなりますが、このタイミングで甘いものを摂ってしまうと、先のストレスホルモンの分泌と相まって血糖値が急に上がることになり、こうしたサイクルが繰り返されることになります。血糖値が急激に上昇する際に、糖化が著しく進んでしまうことは想像に難くないでしょう。

このような血糖値の乱高下は、栄養療法が進んでいるアメリカでは「シュガー・ローラーコースター」などと呼ばれており、私たちの心身にとって大きなストレスとなることがわかっています。

近年、空前のスイーツブームともいわれますが、このような理由から甘いものを摂るのはほどほどにして、なるべくＧＩ値が低い食材を選び血糖値を安定させることが、糖化の進行を抑制し、老化や病気の予防にも繋がります。

ＧＩ値が高い食材・低い食材については、白く精製されているものはＧＩ値が高く、黒く未精製のものはＧＩ値が低いと大まかに覚えると良いでしょう。

次に、なるべく控えた方が良い油をみていきます。オメガ6の代謝産物であるアラキドン酸は、肉・卵・乳製品などに多く含まれますが、これらは細胞の膜を硬くしてしまう傾向があります。注意したいのは、例えばサラダのドレッシングに使われる油や、加熱調理に使う油の多くがオメガ6だということです。ただし、ガンマリノレン酸（オメガ6）とエイコサペンタエン酸（オメガ3）を同時に摂取すると、むしろアラキドン酸の産生を抑制するという報告もあります。では、加熱調理にはどういった油を使えばいいのでしょうか。加熱調理には、不飽和脂肪酸のなかでは比較的熱に強いオリーブオイル（オメガ9）、あるいは不飽和脂肪酸の仲間からは外れますが、極めて熱に強いココナッツオイルがお薦めです。

最後に摂ってはいけない油ですが、それはトランス脂肪酸です。トランス脂肪酸は、細胞膜を硬くしてしまうだけでなく、LDL コレステロールを増やし HDL コレステロールを減らしてしまうことから、心筋梗塞や狭心症などの冠動脈疾患の発症や、認知機能の低下に関わっていることが指摘されています。そのため、現在ではトランス脂肪酸を禁止・規制する国が多くなっています。マーガリンやショートニングがこのトランス脂肪酸の代表ですが、単に「加工油脂」「植物油脂」と記載されていることもあるので、充分注意が必要です。

細胞膜を柔軟にさせる油、劣化させる油

脂質は、動物由来の油に多く含まれ常温で固体の飽和脂肪酸と、植物由来の油に多く含まれ常温で液体の不飽和脂肪酸に分けられます。不飽和脂肪酸は、化学構造の違いからさらにω３系不飽和脂肪酸（オメガ３)、ω６系不飽和脂肪酸（オメガ６)、ω９系不飽和脂肪酸（オメガ９）に分けられます。このいずれかの脂質が細胞膜に多く存在するかが、細胞膜の性質を決める上で重要な要素となります。まず、積極的に摂るべき油はオメガ３です。代表する代謝産物として、EPA（エイコサペンタエン酸)、DHA（ドコサヘキサエン酸）が挙げられます。EPAやDHAには、海馬での神経新生を促進したり、神経を保護する働きがあることがわかっています。うつ病やPTSD（心的外傷後ストレス障害）に対しても効果が期待できるという論文もあります。EPA・DHAは、魚油、特にサンマ・イワシ・ブリ・サバなどの青魚に多く含まれます。魚以外では、α-リノレン酸を豊富に含む、亜麻仁油、荏胡麻油、しそ油がお薦めです。α-リノレン酸は生体内で代謝されてEPA・DHAになります。ここで気をつけなくてはならないのが、α-リノレン酸はとても酸化しやすく熱に弱いため、非加熱調理、例えばサラダのドレッシングとして利用したり、食べ物が冷めてから使うなどすると良いでしょう。

例えばお米なら、白米はＧＩ値が高いのに対して、玄米は食物繊維やミネラルが残っているのでＧＩ値は低くなります。また、基本的に野菜類はＧＩ値が低いものが多いのですが、ジャガイモはＧＩ値が高いので注意が必要です。

ここで食べる順番についてお話ししましょう。なるべく野菜など食物繊維を多く含む食材から食べ、それから肉や魚などのタンパク質、最後に穀物にすることで、ＧＩ値が高い穀物の吸収をゆるやかにすることが出来るので、糖化を極力抑えることにも繋がります。

血糖値を急激に上げないためには、しっかり咀嚼しゆっくりと食べることも重要です。咀嚼をすることが自然にゆっくりと食事をすることに繋がりますので、短時間で食事を済ませる習慣がある方は、特に意識して咀嚼を心掛けて下さい。

最終糖化生成物の測定

ＡＧＥｓは、原則的に代謝、分解されないため、体内に溜まり蓄積してゆく不可逆的物質であり、老化促進はもとより、生活習慣病ほか様々な疾患の原因になることがわかっています。

体内に蓄積されたＡＧＥｓを測ることで、患者さんの糖化年齢を調べることが出来ますが、このように通常の人間ドックや健康診断ではわからない老化の進行度を具体的に数値として知ることは、さまざまな病気を未然に防ぐだけでなく、自身の健康意識を高めるきっかけになるでしょう。

測定方法は極めて簡単です。専用の機器に腕を乗せるだけで、わずか３分程度の検査で糖化度がわかります。

有害金属・ミネラル測定

ミネラルとは、生命活動に不可欠な５大栄養素のうちの一つで、酵素のはたらきを助け、栄養素をスムーズに分解・吸収するという役割があります。例えば亜鉛は、約３００種類の酵素の合成に必要なミネラルですが、不足すると、酸化ストレスを打ち消す「抗酸化酵素」が少なくなることから、酸化ストレスが増大してしまう可能性があります。

その一方で、ミネラルの中には水銀・鉛・ヒ素といった有害重金属も含まれます。

これら有害重金属は頭痛や倦怠感の引き金になる

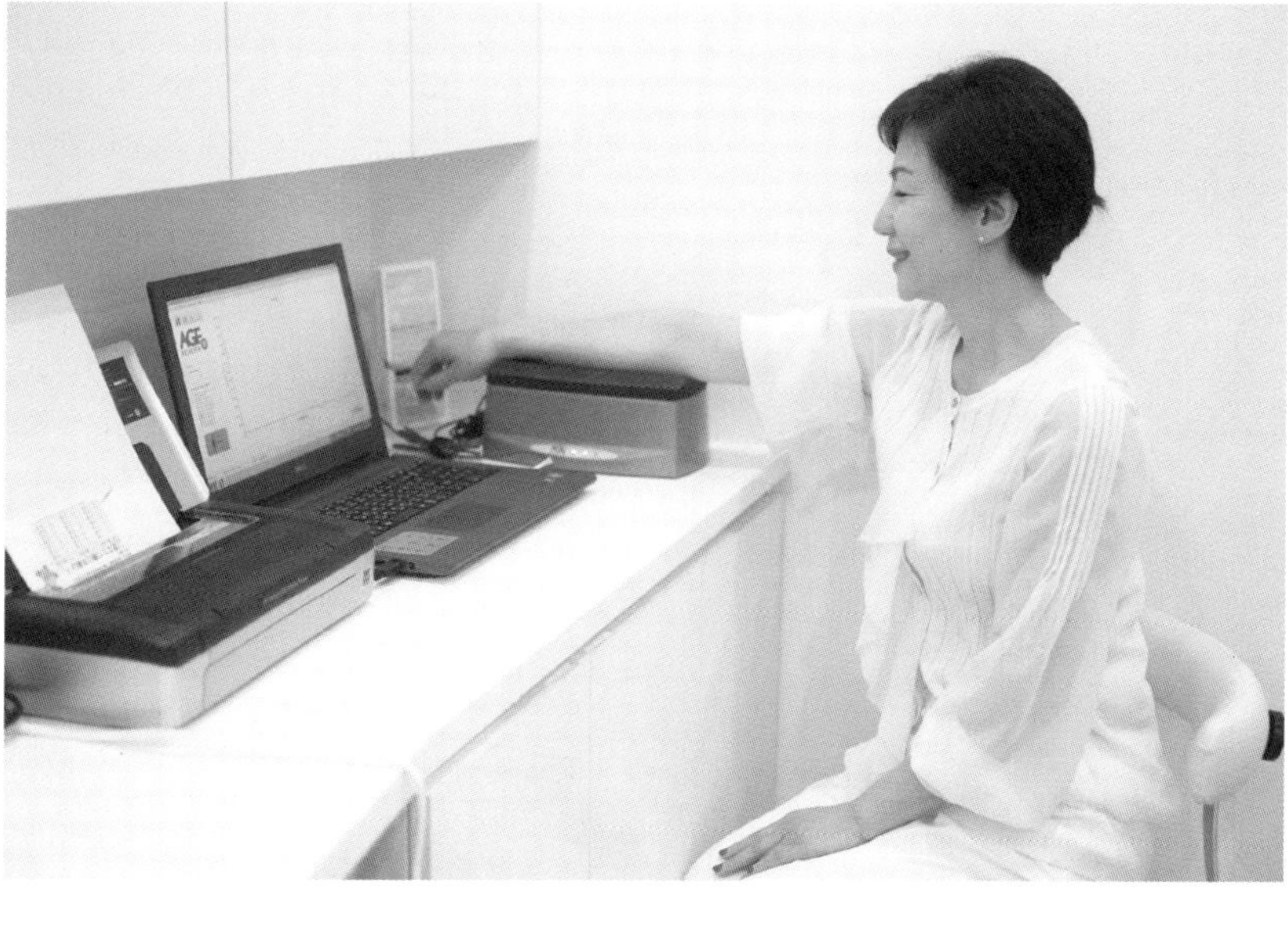

とともに、代謝機能を低下させ肥満の原因になったり、さらには腸管壁浸漏症候群を引き起こし、アレルギー性疾患や慢性の炎症にも関与することが知られています。

とくに、マグロなどの大型魚を好んで食べる日本人は水銀値が高い傾向にあります。オリゴスキャンを用いた検査方法では、手のひらに光を当てることで、体内のミネラルバランスと有害重金属の量を迅速に測定し、危険域にあると判断した場合、適切な予防ケアを行っていきます。

血圧脈波の測定

私たちの心臓は周期的なリズムで脈打ち、心臓から押し出された血液は脈波を伴って全身を流れます。

この検査では、あおむけに寝た状態で両腕・両脚の血圧と脈波を測定し、血管の詰まり具合（ＡＢＩ）や

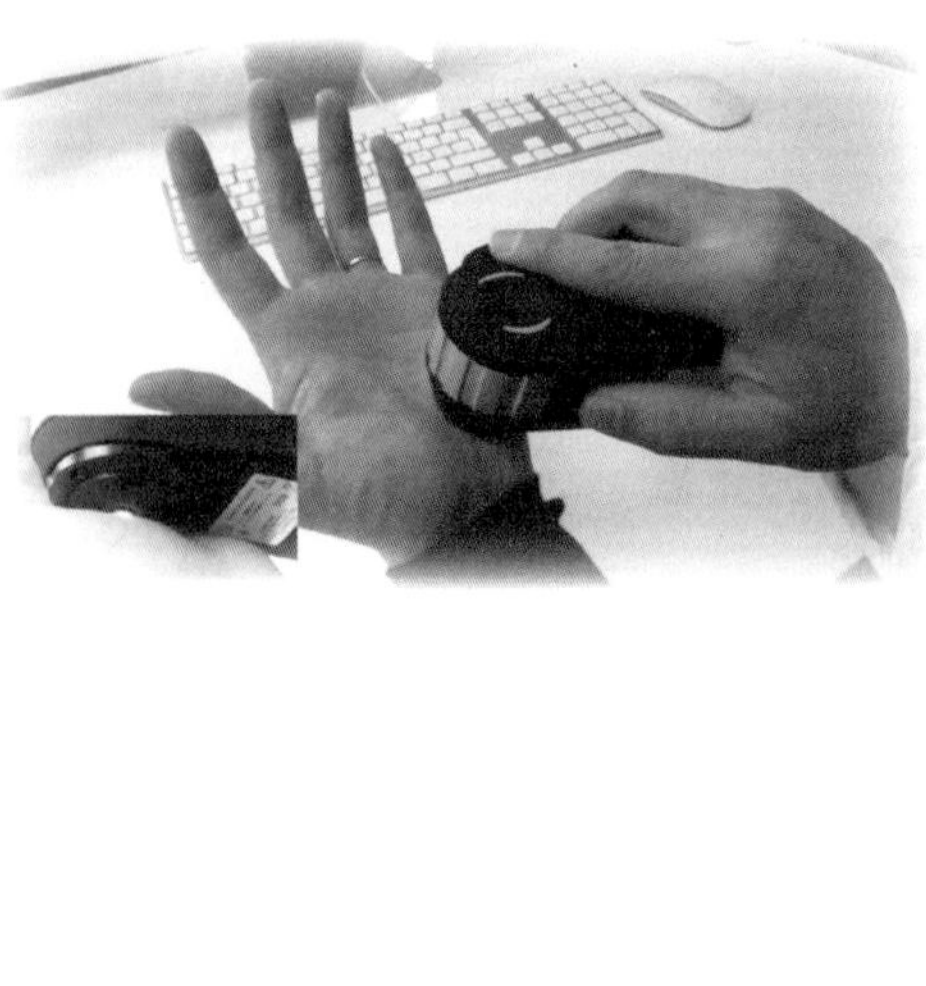

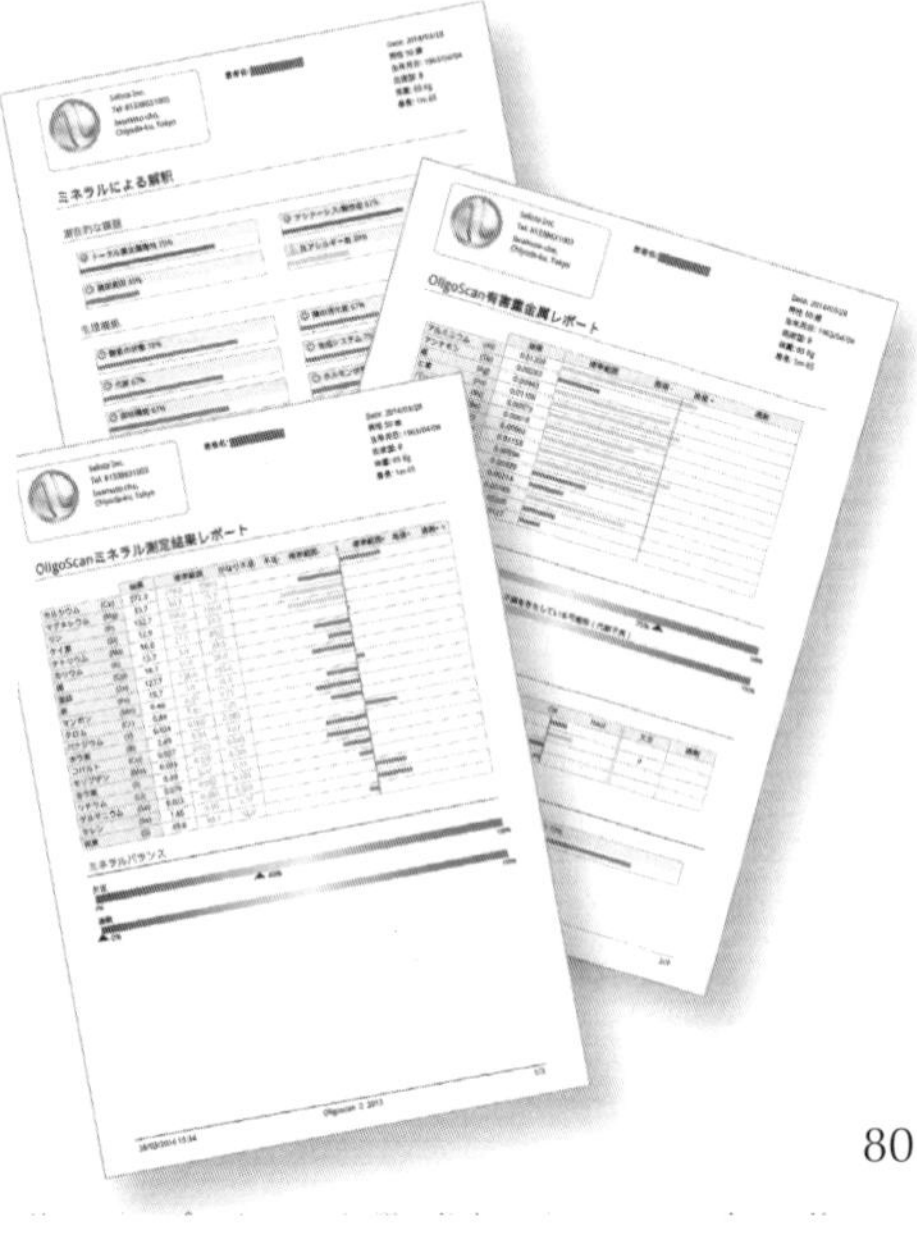

動脈の硬さ（ＰＷＶ）、いわゆる「血管年齢」を調べます。

血管年齢を測定することによって、動脈硬化の早期発見や進行度合い、心筋梗塞や脳梗塞の発症リスクを把握することが可能になります。

動脈硬化がやっかいなのは、病態が進行しても基本的に症状がないことです。痛くも痒くもありません。しかし、動脈硬化が密かに進行して、ある日心筋梗塞を起こしたとすると、残念ながら４人に１人は命を落とすことになります。

このように、自覚症状のない「サイレントキラー」と呼ばれる動脈硬化だからこそ、定期的な検査が大切なのです。

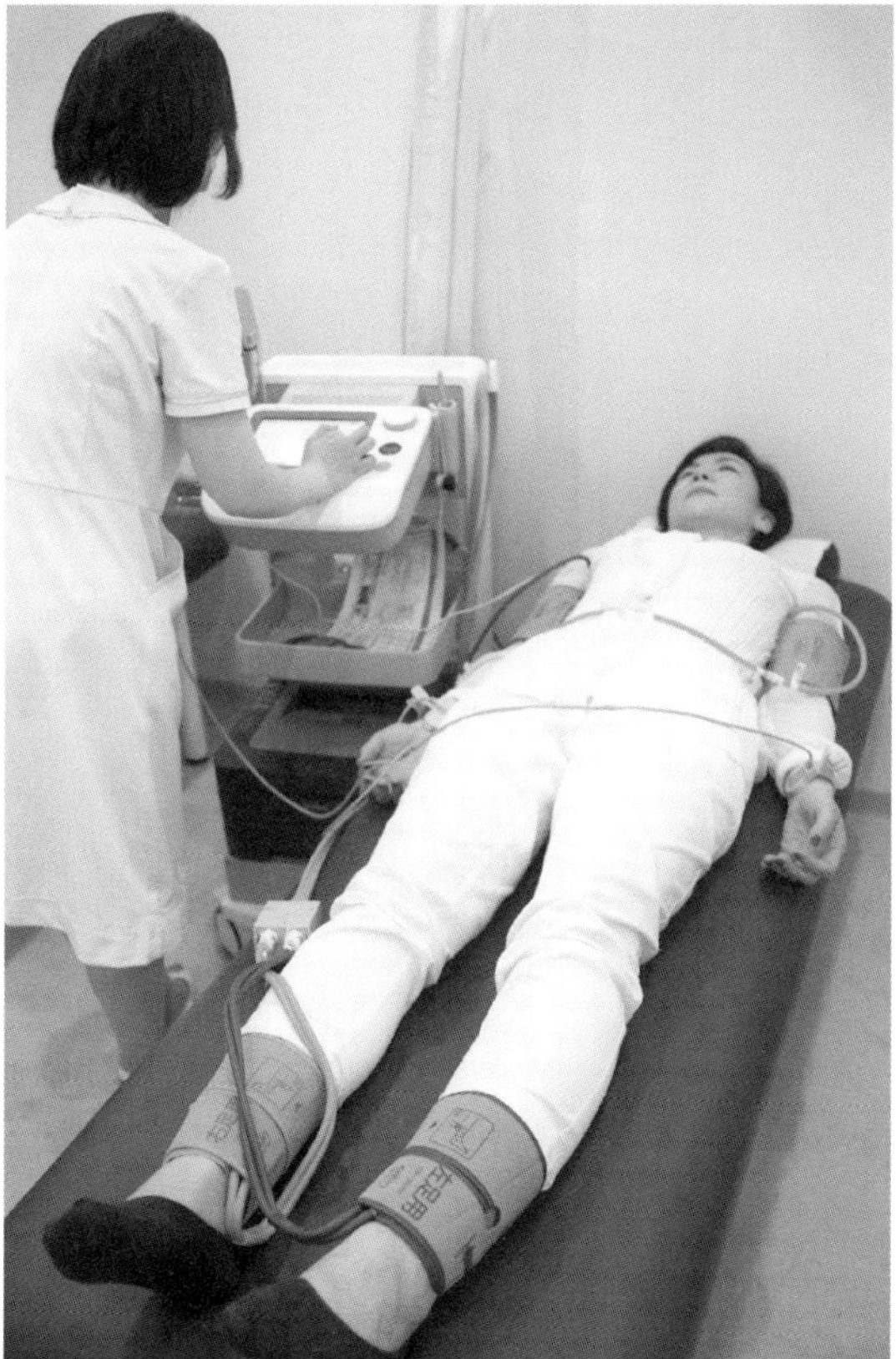

アレルギー検査

花粉症、食物アレルギー、アトピー性皮膚炎・・・いろいろなアレルギーがありますが、実はアレルギーの素因を持ってはいるけれども、まだ症状としては出ていないという場合があります。アレルギー症状と言うのは、症状が出てからではなかなか治りにくかったり、アナフィラキシーのように、症状が重篤で命の危険がある場合もあります。こうした即時型のアレルギーには、ＩｇＥという免疫グロブリンが関与しています。

遅延型フードアレルギーとは

フードアレルギーには、食後すぐに痒みや発赤として現れる即時型とは別に、食べた後6時間から24時間後に、体がじっくり炎症を起こすタイプのものがあります。これを遅延型フードアレルギーといいます。

すぐに症状が出ないので、アレルギーと気づかないまま、その食品を食べ続けた結果、遅延型フードアレルギーを引き起こす抗体（ＩｇＧ抗体）を作り、さまざまな症状を引き起こすと考えられています。

現在、こうしたＩｇＧを介する食物アレルギーについては賛否両論ありますが、少なくとも食物不耐性の原因を調べる検査として有用であると考えられます。

食物不耐性とは、特定の食物を消化・吸収することが困難な病態です。いずれにしても、日常的に食べている食べ物が問題となっている場合、症状がずっと持続するため、体質だと諦めたり、不定愁訴だと誤解してしまうケースが多くみられます。

遅延型フードアレルギー検査は、自分でもわからなかった慢性的な不調の原因を、食生活の観点から調べていきます。

検査項目

・乳製品　・果物　・魚介類　・香辛料　・肉類　・穀類　・ナッツ類
・野菜類　・その他、合計96項目

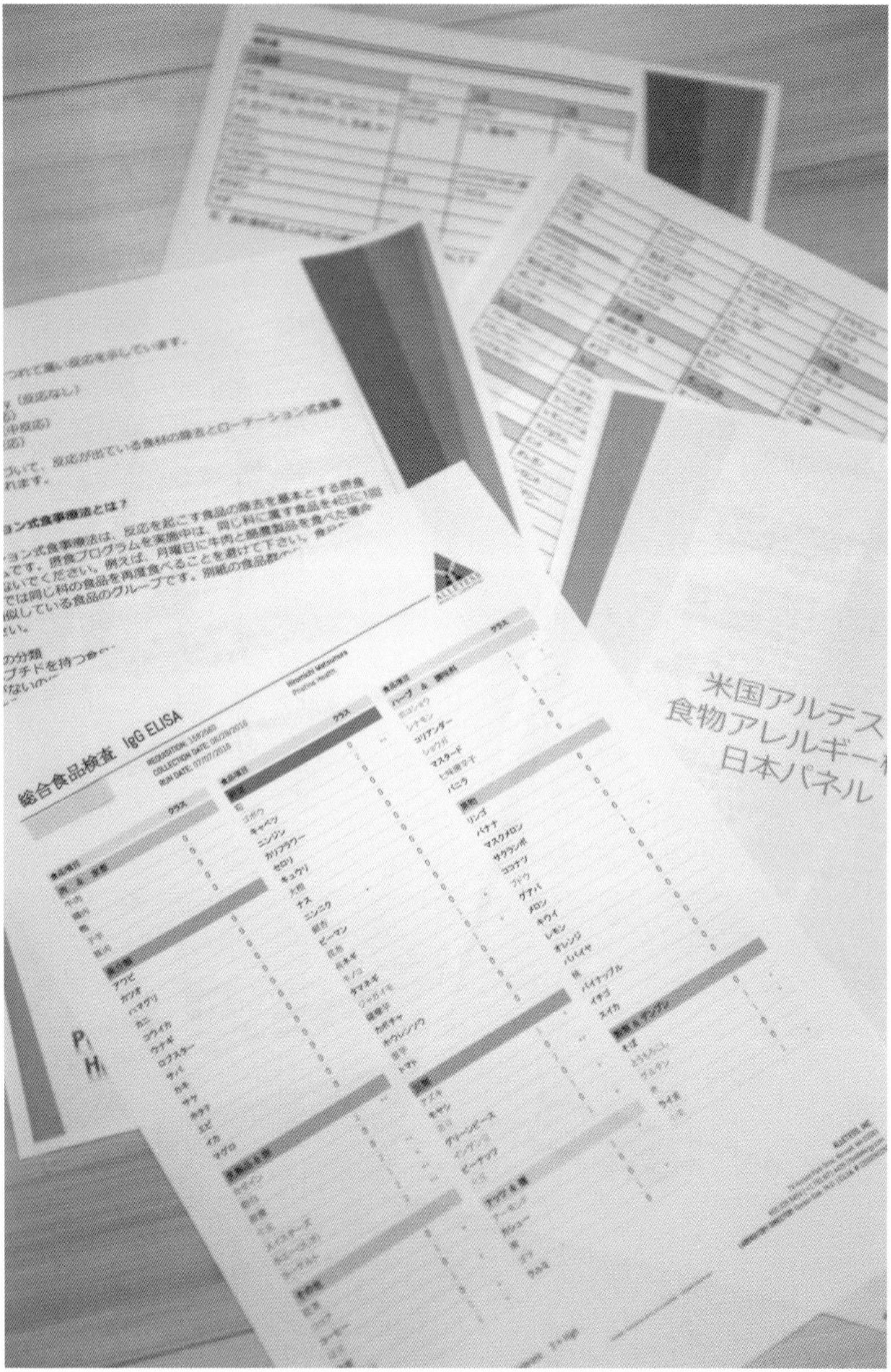
総合食品検査 IgG ELISA
米国アルテス
食物アレルギー
日本パネル

次世代型遺伝子プロファイルによる超早期がん検査

前述の尿中腫瘍マーカー測定は、一般的な血液の腫瘍マーカーに比べ、よりスクリーニング（ふるいにかけること）に適していると考えられていますが、さらに早い段階で発見したいと希望される方には、ｍＲＮＡ発現解析検査による「超早期がん検診」や、「マイクロアレイ血液検査」をおすすめしています。

遺伝子発現プロファイルは、従来のようにがん組織で働いている遺伝子の発現量を一つひとつ調べるのではなく、数千の遺伝子について網羅的に測定する次世代型の手法です。

検査の対象となるのは、変異を起こすとがんが発症するという「がん関連遺伝子」です。通常の遺伝子検査で取り扱う各種検査は、両親から受け継いだ生涯変わらない遺伝子（ＤＮＡ）を対象としていますが、超早期がん検診では、生活習慣やストレスなどの後天的な環境要因で修飾を受ける遺伝子（ｍＲＮＡ）を対象とします。

このようながん関連遺伝子の変異と蓄積を調べることで、がんの発症リスクや、どの部位に発症する可能性があるかなどを推定し、オーダーメイドの治療プログラムにより、がん発症のリスクを低下させます。

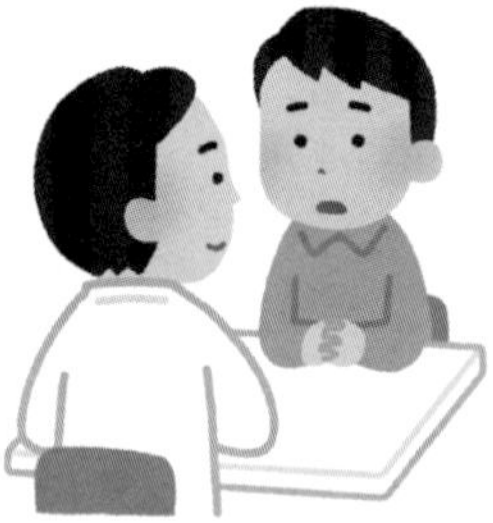

①ドクターの説明

まずはドクターの説明を受け、検査の内容を確認してください。

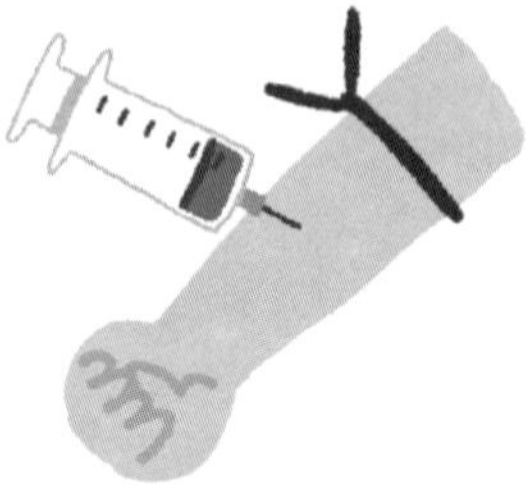

②採血の実施

2.5cc の採血を行います。長寿遺伝子検査・がん関連遺伝子検査の両方を受検する場合も2.5cc です。

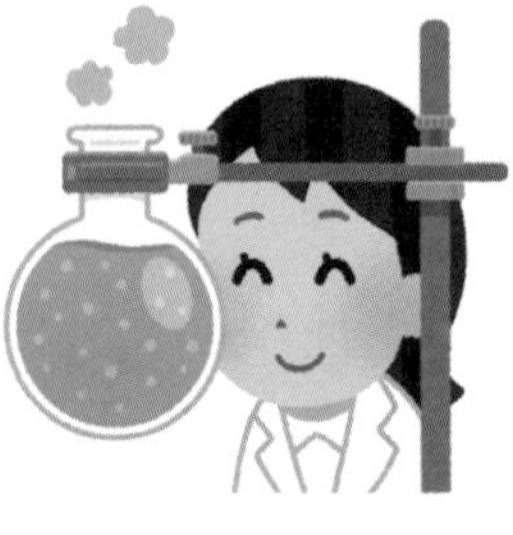

③解析の実施

約 3～4 週間かけて解析を行い、長寿遺伝子・がんに関する遺伝子のはたらきを〝見える化〟します。

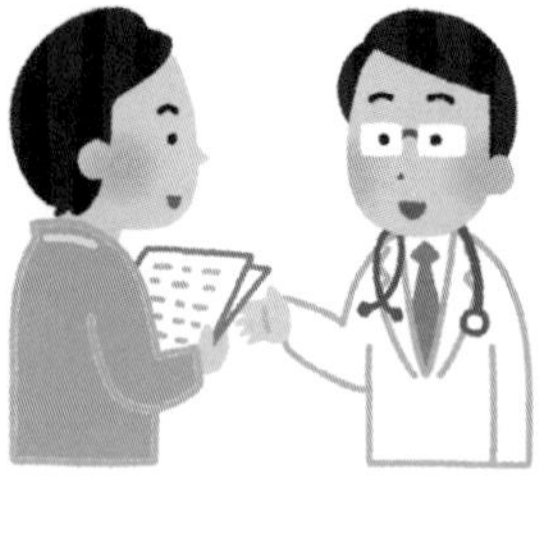

④結果説明

検査結果レポートをもとに、結果についてドクターから丁寧に説明されます。オプションで二人三脚の生活習慣改善サポートも受けることができます。

マイクロアレイ血液検査

　血液中の白血球が示すがんへの反応を遺伝子レベルで分析するマイクロアレイによる血液検査は、他の検査では発見できないレベルのがんでも、その存在を認識することができます。判定の精度は、消化器系のがんに対しては90％以上とも言われています。

しかも認識したがん細胞が、胃がんなのか、大腸がんなのか、それとも発見の難しいとされる膵臓がんなのかも判定できるため、今後がん検査の主流になっていく可能性があると言われているほど精度の高い検査法です。

　検査も採血のみなので、ＣＴなどのような放射線による被ばくがなく、食事の摂取制限などの制約もないため患者さんへの負担が非常に軽いのが特徴です。

検査の流れ

1　採血をします。

2　採取した血液から遺伝物質（ＲＮＡ：リボ核酸）を抽出します。

3　抽出した遺伝物質を蛍光検出し、解析します。

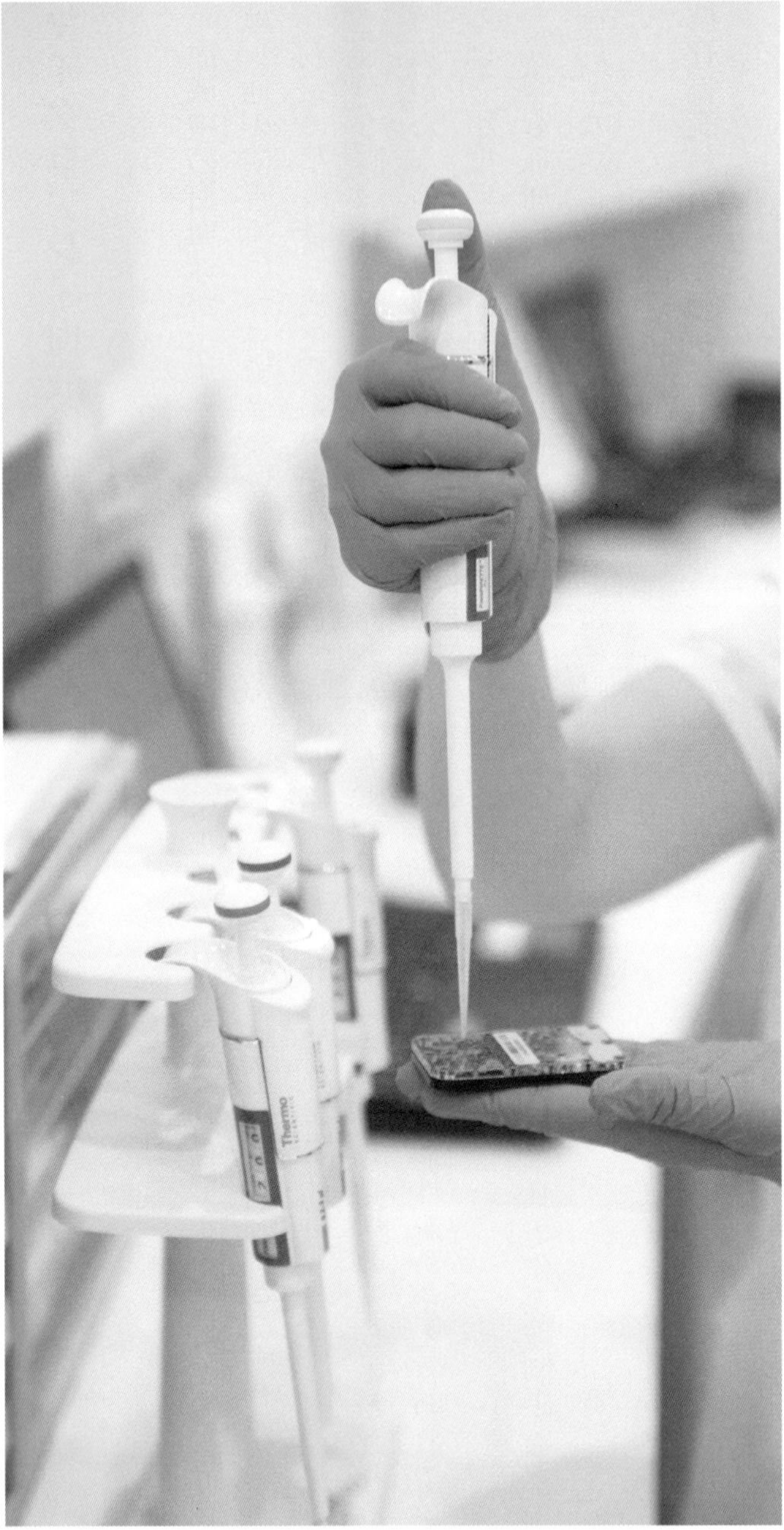

4　遺伝物質の反応パターンでがんを判定します。
5　2〜3週間で判定が出ます。

ＭＣＩスクリーニング検査

血液検査により、認知症の発症リスクを判定できるのが「ＭＣＩスクリーニング検査」です。測定するのはアミロイドβの蓄積の阻害と排出にかかわる３つのタンパク質で、測定結果をもとに統計的手法で認知機能障害のリスクを推定するものです。

判定結果はＡ～Ｄまでの４段階で示され、軽度認知障害（ＭＣＩ）と診断されるＣ（中程度）とＤ（高程度）のレベルでも日常生活に支障はありませんが、そのまま症状を放置すれば５～６年ほどで、そのうちの半数以上がアルツハイマー型認知症を発症すると言われています。

アルツハイマー型認知症は、発症する20年前から主な原因物質であるアミロイドベータペプチドが脳内に蓄積し、脳神経細胞を破壊することで起こると考えられています。

アミロイドベータペプチドの蓄積の原因は、肥満、高血圧、高脂血症などによるもので、「脳の糖尿病」という見方もあるほど生活習慣と密接な関わりを持っています。

現在処方される認知症治療薬は、症状を一時的に緩和する薬です。進行を遅らせたり、神経の修復や再生による根本的な治療薬の開発が進んでいますが、有効なものは見つかっていないのが現状です。

ＭＣＩスクリーニング検査により、Ｃ以上判定が出たからと言って過度に血糖値や高血圧をコントロールするのは禁物です。かえって症状を悪化させてしまう恐れもあるからです。

当院で実践している予防ケアは、なるべく治療薬を使わず、栄養療法やストレスコントロール、運動・温泉療法など補完代替療法を用いて発症及び進行を防いでいく方法です。

検査項目・方法

アミロイドβの蓄積の阻害と排出にかかわる3つのタンパク質の測定値をもとに、統計的手法で認知機能障害のリスクを推定するものです。

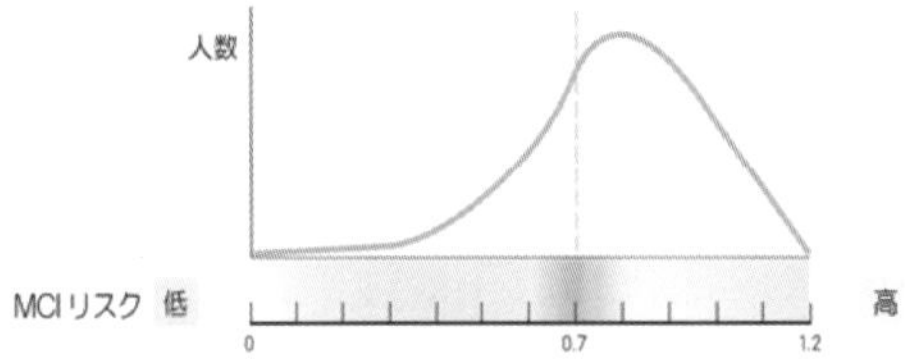

▲ の位置が、被験者様の MCI リスクを示しています

MC I リスク判定		評価
A	0.4 未満	健常です。 今後も健康生活を心がけましょう。
B	0.4 以上 0.5 未満	軽度認知障害（ＭＣＩ）のリスクは低めです。健康的な生活を意識的に習慣づけることで軽度認知障害のリスクを抑えることができます。予防の効果は早いほど高いので、生活習慣を改善し予防に取り組みましょう。
C	0.5 以上 0.6 未満	軽度認知障害（ＭＣＩ）のリスクは中程度です。今後の生活習慣によっては軽度認知障害のリスクが高まります。食事や運動などの生活習慣を見直し、ただちに予防に取り組みましょう。また、心配な方は専門医による早期の検査・診断を受けられることをおすすめします。
D	0.6 以上	軽度認知障害（ＭＣＩ）のリスクは高めです。軽度認知障害の段階でも予防により認知症の発症を防ぐ・遅らせることが可能です。すぐに予防を始めるとともに、専門医による詳細な検査・診断を受けられることをおすすめします。

専門医によって厳密に臨床診断が行われた検体を用いた統計解析によって作成した判別式に、検査受診者のＡｐｏＡ１、Ｃ３、ＴＴＲのタンパク質の測定値を代入することによりＭＣＩのリスクを算出します。採血により簡単に実施できます。

乳酸菌プロファイル

後述するオーダーメイド免疫活性化療法に適した乳酸菌を選ぶ上で、イムノアッセイの技術（免疫学的測定法）は欠かせません。

６００種あるプロバイオティクスの中から臨床的に有効な6種類を選び、そこに患者さんから採取した血液を培養・反応させて、その人の免疫機能を最も増強させる乳酸菌を見つけます。厳密な生化学分析を行う上で必要な要素を小型のバイオチップ上にすべて集約させ、処理↓混合↓伝送↓分離↓測定といった一連の行程をオートメーションで行います。

これまでは人的スキルに頼ってきた作業工程が、手の平より小さなチップ一つですべてを行えるようになったことで、検査の精度を高めるとともにより効率的な作業が可能になり、システムの安定性もさらに向上しました。

イムノアッセイ
（免疫学的測定法）

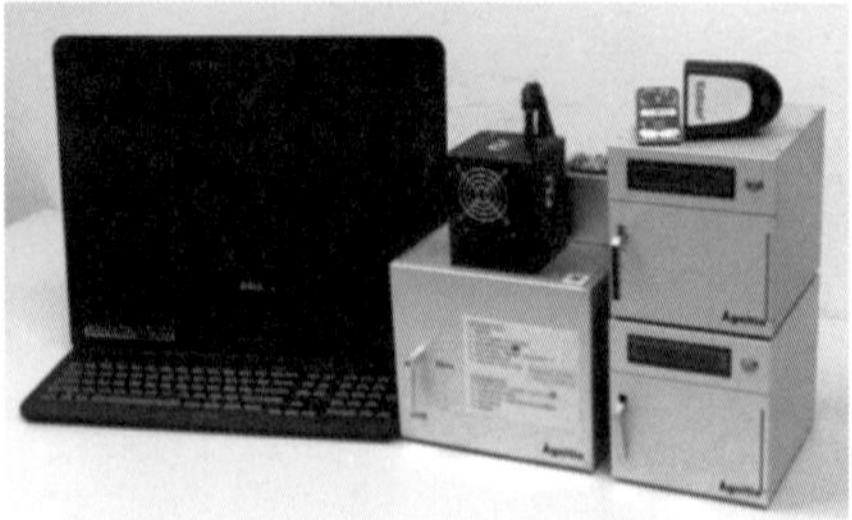

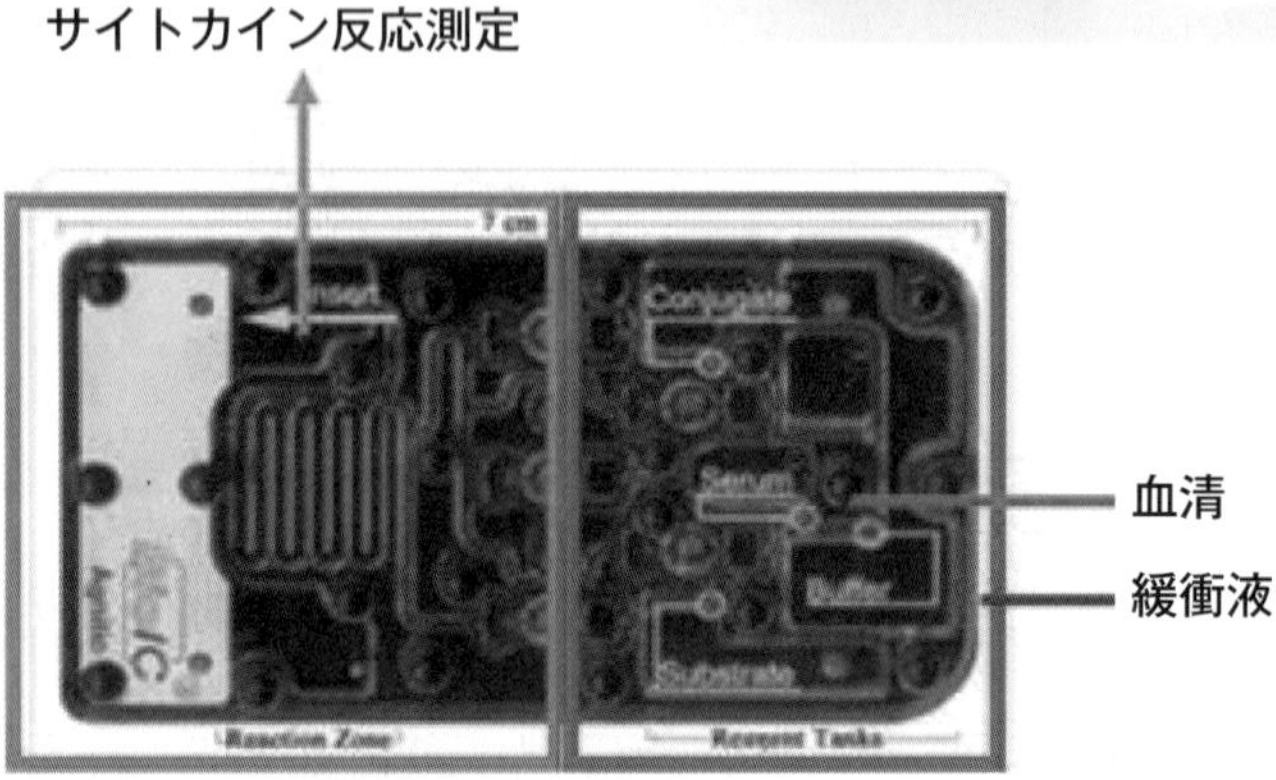

マイクロ流体バイオチップ
免疫細胞から分泌されるサイトカイン
（インターフェロンγ・インターロイキン 10）の測定装置

プロバイオティクス ＼ サイトカイン	Interferon（%）
BR-AP01(*L. paracasei*) ラクトバチルス・パラカゼイ	55.8
BR-LACT(*L. acidophilus*) ラクトバチルス・アシドフィルス	18.6
BR-BLCT (*B. longum*) ビフィドバクテリウム・ロンガム	4.1
BR-EFBS (*E. faecium*) エンテロコッカス・フェシウム	6.3
BR-LRHCT (*L. rhamnosus*) ラクトバチルス・ラムノサス	14.9
BR-LRECT (*L. reuteri*) ラクトバチルス・ロイテリ	0.3

プロバイオティクス ＼ サイトカイン	IL-10（%）
BR-AP01(*L .paracasei*) ラクトバチルス・パラカゼイ	0.4
BR-LACT(*L.acidophilus*) ラクトバチルス・アシドフィルス	0.4
BR-BLCT (B. longum) ビフィドバクテリウム・ロンガム	31.6
BR-EFBS (*E.faecium*) エンテロコッカス・フェシウム	6.0
BR-LRHCT (*L.rhamnosus*) ラクトバチルス・ラムノサス	2.5
BR-LRECT (*L.reuteri*) ラクトバチルス・ロイテリ	59.2

第４章　最先端ストレス学に基づくレジリエンス・プログラム

ストレスを征するものが万病を征する

ストレスは、うつ病や不安障害などの精神疾患はもとより、糖尿病・高血圧症・脂質異常症などの生活習慣病のほか、日本人の三大死因とされてきた、がん・心疾患・脳血管疾患などにも密接に関わっていることがわかっています。

また過去、米国ストレス研究所が行った調査では、病院にかかる人たちの75％～90％がストレスによる不調という結果が出ています。

さらに、最近ではウェーク・フォレスト大学の研究者が「ジャーナル・オブ・クリニカル・インベスティゲーション」で発表した研究成果に関する論文の中で、「抗がん剤治療が長期化すると抗がん剤の効き目そのものが弱くなる傾向にあり、その原因がストレスにある」と述べています。

さらに続けて、がん治療中に適切なストレスケアを行なうと同じ抗がん剤でも治療効果が高まることに言及しています。

人間は強いストレスを受けると、その刺激は脳の視床下部から下垂体を介して副腎に伝わり、コルチゾールやアドレナリンなどのストレスホルモンを放出させます。

前述したように、こうしたストレスホルモンは腸内の悪玉菌を増やし、リンパ球の働きを弱め免疫力を低下させてしまうことがわかってきました。免疫力が低下すれば当然病気が発症するリスクは高くなり、それが「ストレスは万病のもと」と言われる所以です。

逆に考えると、ストレスをうまくコントロールできれば多くの人が病院にかからずに済むことになりますし、もしがんを発症したとしても、治る確率が高まることになるでしょう。

世間一般では、ストレス・マネジメントと聞くと、癒しや休息、リラックスの印象が強いですが、それはあくまでもストレス・マネジメントの中の一部分に過ぎません。

重要なのは、ストレスにうまく対応できる力や、ストレス耐性を高めることです。ストレスは、見方を変えれば目標を達成させる、危険から身を守るなど積極果敢に生きるために必要なエネルギー源とも言えます。

ならば、ストレスは発散・解消するのではなく、うまく受け止め、自身のエネルギーに変換すれば良いわけです。このようにしてストレスと向き合い上手くつき合うことで、病気になる可能性は確実に下げられるでしょう。

折れない心と潜在能力を引き出す

心と身体は、密接につながっています。つらい気持ちが長く続き、体調も良くない場合は、過重なストレスが原因で心身が悲鳴をあげているのかもしれません。こうした状態を放置してしまうと、やがて本当に病気になってしまうでしょう。

日本レジリエンス医学研究所では、ストレッサーやストレス反応に対して、適切な方法で対処法を学ぶことでストレス耐性を高めていく独自の「レジリエンス・プログラム」を提案しています。

レジリエンスとは、困難を乗り越える力、逆境でも折れない心などを意味します。ストレスを避けたり、発散したりする従来の対処法とは一線を画した、科学的トレーニングによってレジリエンスを鍛え上げるメンタルヘルス対策です。

「レジリエンス・プログラム」では、ストレスプロファイルの結果に応じて、ストレスに対する正しい対処の仕方やストレスの負荷を最小限に抑えるためのオーダーメイド・プログラムを実践しています。

医師およびカウンセラーによるカウンセリングをベースに、バイオフィードバックやニューロフィードバック、マインドフルネス瞑想、CES療法などを組み合わせたトレーニングでストレス耐性を強化していきます。いずれも耳慣れない言葉かと思いますので後に詳述しますが、例えばマインドフルネス瞑想は、欧米では有名IT企業の人材教育用プログラムとして導入されるなど、大きな注目を集めています。

ところで少し話は逸れますが、東日本大震災で日本中が悲しみに暮れる中、なでしこジャパンが女子サッカーW杯で、優勝を遂げたことに私たちは勇気をもらいました。

あの時、なでしこジャパンは世界各国から「レジリエント!」と称賛されました。困難をバネにして、力のすべてを出し切った精神力を称える、最上級の言葉だと思いせんか。
レジリエンス・プログラムとは、最新のストレス学・脳科学を活用し、あの時のなでしこジャパンのように、困難に耐える力、折れない心、逆境にあってもベストパフォーマンスが出せる能力を身に着けるトレーニング法でもあるのです。

レジリエンス・プログラムを受けた方の一人は、「トレーニングを受けたことで、『プレッシャーがかかったときの弱さ』を克服することが出来ました。いつも決まって大事な場面で失敗していたのが、トレーニングを続けるうち『ここ一番で力を発揮』できるようになりました」と語っています。

この他にも、「片頭痛が治った」「不眠が解消した」「便秘と下痢を繰り返していたのがなくなった」など、身体面での改善に役立ったという声も多くいただいています。

このように「レジリエンス・プログラム」は、メンタルヘルスに限らず、ストレスを原因とする不定愁訴や生活習慣病、アレルギー症状など、いわゆるストレス関連疾患全般に対しても有効なアプローチと言えるでしょう。

世界に影響力を持つ米国ストレス研究所がバックアップ

日本レジリエンス医学研究所のレジリエンス・プログラムは、米国ストレス研究所（ＡＩＳ）が推奨し、世界各国で高いエビデンス・データを持つプログラムを基に、独自の改良を加えています。

米国ストレス研究所とは、世界的に影響力を持つ非営利団体で、あらゆるストレス関連情報を集約するセンターとして、ストレス学説の提唱者ハンス・セリエ博士の要請により、１９７８年に設立されました。

研究所の活動目的は「誰もが長く健康で幸せな生活が送れるよう、全世界規模で情報収集し実社会のストレス管理に関わり、教育し、支援する」ことにあります。

創設者であるセリエ博士は、「ストレスとは心身のエネルギーの消耗である」と唱えています。この考えをもとに企業・学校・その他組織のストレス管理に関するコンサルテーションやストレス対処法、不眠症、うつ病、不安症、パニック障害、線維筋痛症等の慢性疼痛からの回復プロトコルの普及活動を世界中で行っています。

日本においては、２０１５年一般社団法人日本レジリエンス医学研究所併設機関として米国ストレス研究所日本支部が発足されました。

日本のうつ病人口は、２００８年には１００万人を超え、うつ病による経済的損失は年間で約２・

7兆円（厚生労働省発表）に達するとも言われています。

日本の先行きを考えると、もはやのっぴきならない状況であることは火を見るより明らかです。一人一人の健康面はもちろんのこと、日本経済のためにも、米国ストレス研究所日本支部では、皆さまが自分のストレスに適切に対処していけるよう日本人に適した独自プロトコルの開発、メンタルヘルスケアの促進など、個人、団体、企業を対象に先駆的なストレス・マネジメントを提供しています。

ストレスを見える化し耐性を高める

まず、一人一人の心と身体、取り巻く環境にも目を向け、包括的に原因を解明します。その上で、医師と心理カウンセラーによるカウンセリングを中心に、「バイオフィードバック」「ニューロフィードバック」「マインドフルネス」「ＣＥＳ療法（Alpha-stim）」「インタラクティブ・メトロノーム」などの手法を用いて、ストレスに対して適切に対処する術を身に着けていきます。

目に見えないストレスに、どのようにして適切に対処することができるのか。この課題を解決するための一助となるのが、最先端のテクノロジーを活用しストレスを受けた時の生理状態を「見える化」したうえで改善を図る手法である「バイオフィードバック（ＢＦ）」と「ニューロフィードバック（NF）」です。

バイオフィードバックは、自律神経系を中心とした精神生理学的な機能評価を行うことで個々人のストレスの度合いや特性を測定し、適切なトレーニングによりレジリエンスを鍛え上げることに役立ちます。ニューロフィードバックは、脳波に特化したバイオフィードバック法で、誤解を恐れずに言えば脳波の状態を意識的にコントロールできるようにする手法です。

本来であれば長年にわたるヨガや瞑想などの行法で心身を鍛錬し、その制御をはじめて可能にするものですが、脳科学を応用したプログラムによって誰でも気軽に「心身をコントロールする訓練」ができるようになりました。レジリエンス・プログラムは、メンタルヘルスだけでなく、免疫力が強化されることにより健康維持や疾病予防にも大いに役立つと考えられています。

自律神経を調整するバイオフィードバック

誰しも一度は、「深呼吸をして落ち着きなさい」と言った言葉をかけられたことがあるのではないでしょうか。これは緊張によって高まった交感神経を、深呼吸（腹式呼吸）で副交感神経を優位にして自律神経系を安定させるためです。

本来、自律神経の調整は無意識のうちに行っていますが、バイオフィードバックという方法を用いることで意識的に行うことが可能となります。

ストレスや緊張を感じると、心拍数、血圧、体温、発汗、呼吸数、筋緊張などのさまざまな生理指標が変化しますが、こうした変化は自分ではなかなか気づきにくいものです。

そこで、これらを「見える化」する装置を使って、今の緊張の度合い、何をすればどのくらいリラックスするのか、といったことを血圧・心拍数・心電図・筋電図などの数値を見ながら、患者さんの身体で理解してもらい、最終的には自分自身でストレスとリラックスをコントロールできるようにトレーニングしていきます。

患者さんは、モニター画面を見ながら「どういう心身の状態のときにリラックスできているのか」を学習し、リラックスするコツを覚えていきます。こうすることで、ストレスを感じている時や身体が緊張している時に、どこにいても自分でリラックスすることができるようになっていきます。

バイオフィードバックにより「リラックスした精神状態」をいつでも、何処でも、自分でコントロールすることが可能になれば、困難な状況下でも平常心を保つことができるようになります。

このように心身の状態を意識的に制御することで自律神経の機能が改善され、メンタルヘルスだけでなく、多くの疾患の治療や予防にも役立ちます。

具体的には、

・筋電図（肩こりや頭痛などに関係する、筋緊張の度合いをみる）
・スキンコンダクタンス（発汗の状態から、精神的な緊張、動揺や安定性などをみる）
・皮膚温（痛みやむくみに関係する、血液循環をとらえる）
・容積脈派（末梢血管の収縮・拡張から血液循環をとらえ、脈拍数などをみる）
・呼吸（心と身体の接点である、呼吸のパターン・深さ・速さをみる）
・心電図（血圧や動悸などに関係する、心臓のはたらきをみる）
・心拍変動（発汗、ほてり、ふらつき、腹痛、便秘などいろいろな症状に関係する自律神経の働きをみる）

などを同時に測定します。どれも衣服を着たままで、指先などにセンサーを装着するだけで簡単に計ることができます。

心拍変動はリラックスの指標

心拍は、常に一定のリズムを刻んでいるように思えて、実は一定ではありません。たとえば呼吸などに連動して、速くなったり遅くなったりしていますが、この変動の幅のことを心拍変動といいます。

心拍変動が高いほどストレスに対する抵抗力があり、逆にうつ病などの方では心拍変動が小さくなることがわかっています。

そしてこの心拍変動は、リラックス状態の指標にもなります。リラックス時には、息を吸うと心拍数は早くなり、吐く時に遅くなります。ところが、緊張状態にあるとこの現象は起らなくなります。吸っても吐いても、早さが同じになってしまうのです。

人の理想的な呼吸のペースは1分間に4回~6回と言われていますが、これには個人差があります。その人その人にとって理想的な呼吸ペースを探りだすのがバイオフィードバックの目的でもあります。

バイオフィードバックで自分に最適な呼吸リズムを見つけ、そのペースに合わせ毎日トレーニングを積んでいくと、呼吸効率が高まります。トレーニングを続けていくうち、その呼吸ペースが自然なリズムとなって、ストレスの影響を受けにくい常にリラックスした状態を保てるようになります。

心拍変動トレーニング

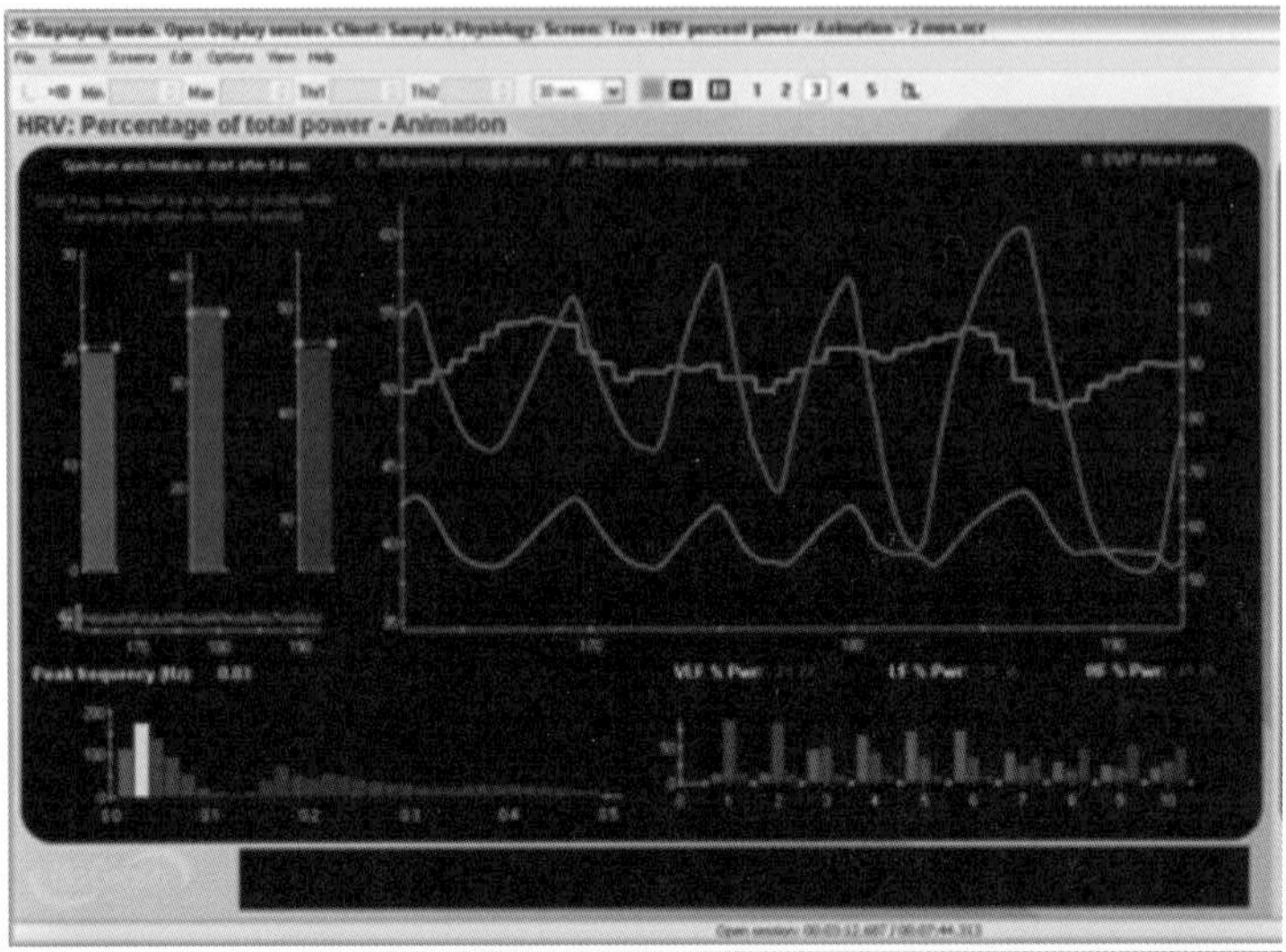

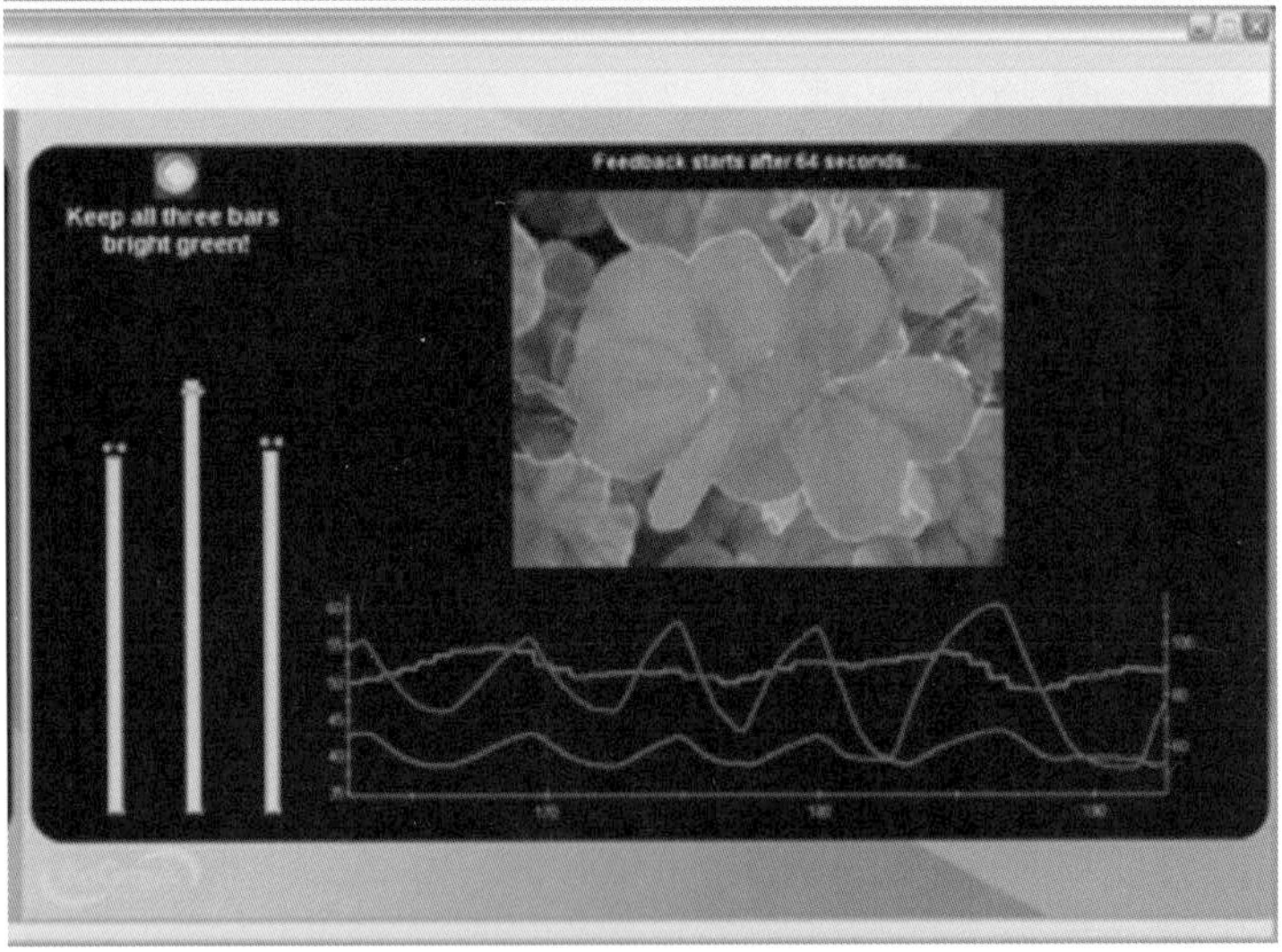

この画面では、HRV（心拍変動）スペクトルの LF（低周波帯域）を上昇させ、VLF（超低周波帯域）および HF（高周波帯域）を下降させることを目的としています。 左側にある３本の線グラフは、自動的にこれらの値に従うように設定されています。 条件が満たされると、緑色ライトが点灯してアニメーションを再生します。 また、各周波帯の継続中のトレンドを右下隅に表示します。トレーナー側画面（写真上）は、エポック平均のトレンドグラフと信号線グラフを表示します。クライアント側画面（写真下）は、アニメーションと棒グラフを表示します。

バイオフィードバックの治療事例

自律神経の調整だけでなく、バイオフィードバックの治療効果は幅広く、注意欠陥・多動性障害（ＡＤＨＤ）、てんかん、偏頭痛・緊張型頭痛、慢性疼痛、喘息、レイノー病、過敏性腸症候群、ほてり、化学療法による吐き気、失禁、不整脈、高血圧、うつ、不安、強迫神経症などの疾患に高い有効性が報告されています。

喘息の治療例

中でも注目されているのが、喘息やＡＤＨＤの改善です。米国の喘息患者は大人２０３０万人、子供６３０万人といわれ、最近ではバイオフィードバック治療に期待がかかっています。

「The American Academy of Chest Physicians の機関紙「ＣＨＥＳＴ」に公表されたレポートでは、大人の喘息患者94人を対象に

1　薬で喘息の症状を抑えている人とバイオフィードバックの組み合わせ

2　バイオフィードバックのみ

3　バイオフィードバックを偽ったプラシーボ

4　バイオフィードバックなし

右記4グループに分け、最初の3グループは週に1回で10週間、専門家によるバイオフィードバックを実施したうえで、自宅で1日に2回、20分間のトレーニングを行います。

結果、バイオフィードバックを実施したグループ1と2では、薬の使用量が激減し、症状が改善しましたが、これら1、2のグループ間に差異は見られませんでした。

プラシーボ群とバイオフィードバックなし群に関しては、症状の改善は見られなかったと報告されています。ただ、一部の研究者たちからは、バイオフィードバックはあくまで薬の量を減らす補助手段であり、薬に代わる治療法ではないとの指摘もあります。

疼痛疾患の治療例

続けて、食事をしたり口を開ける際に痛みを感じる顎関節症（患者数は米総人口の約10%といわれる）についても効果が報告されています。

かつてダラスのテキサス・サウスウエスタン大学医療センターが、18歳から70歳の患者、女性81人と男性20人を対象にバイオフィードバックによる効果検証の調査を実施しました。

患者さんを、

1　バイオフィードバック
2　一般的な歯の治療のみ

の2グループに分け、6週間の治療を行いました。

1のグループは、6週間以降もセルフケアを実施。1年後に調べたところ、バイオフィードバック群は痛みが緩和され、症状のコントロールができるようになった一方で、歯の治療のみのグループは、改善は見られなかったと報告されています。

パフォーマンスアップトレーニング事例

イタリアACミランのマインド・ルーム

サッカーの名門チームACミランでもバイオ・ニューロフィードバック・プログラムが採用されています。「マインド・ルーム」と呼ばれるトレーニングルームで、選手たちはワールドカップなど大きな大会前にトレーニングを受けていると言われています。

イタリアACミランのスポーツ・サイエンス担当ヘッドコーチDe Michelis氏は、「レジリエンス・トレーニングの目的は、選手の集中力を高めると同時に精神的リラックスを図ることで、選手たちはまずバイオフィードバックからスタートします。バイオフィードバックは、どのアスリート・ビジネスマンにとっても必要で、例えば肩の筋肉緊張が強い場合、その選手は検査室、自宅で携帯型SEMGを使って、時には無線装置を使って実際の現場で、筋肉バイオフィードバックを練習します。

その選手の筋肉コントロール能力は最初のセッションで明らかになりますが、適切なレベルを維持するためにはリラクゼーションが必要で、恒常的に筋力強化トレーニングを行う必要はほとんどありません。

アスリート・ビジネスマンは、呼吸法や心拍変動トレーニングが必要なことが多く、バイオフィードバック装置はこれらのシステムにおける変化を最もわかりやすくスピーディに見える化できるので、私の経験では最初にバイオフィードバックを行うことが効果的です。

注意力が散漫、あるいは集中力を乱すセルフトークを調整したい場合には、まずニューロフィードバックを行います。脳波トレーニングを行う場合も他の複数のモダリティ（心拍、呼吸、発汗）を測定します。

トップアスリート・ビジネスマンにとって理想的な「集中状態」とは、「脳が静かな」状態、あるいは思考していないゾーン状態であるといえますが、そういった状態は滅多に出現しません。

ですから、「何に」「どのように」注意を向けるかのバックアップ・プランが必要で、レジリエンス・プログラムは健康的でかつ能力を高めるのに最適なバックアップ・プランと言えます」と述べています。

バイオ・ニューロフィードバックの様子

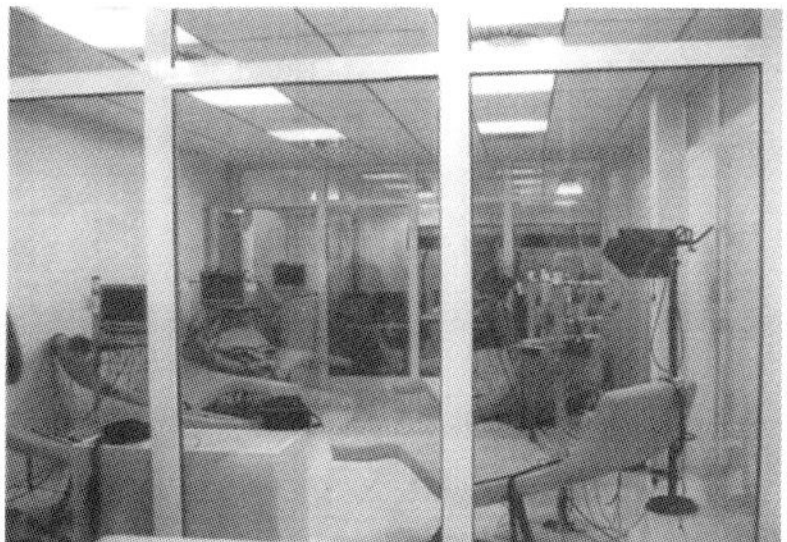
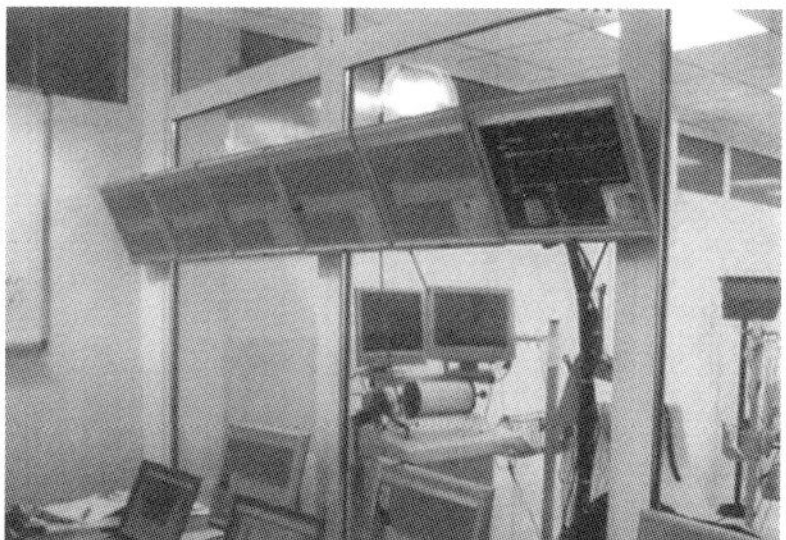

AC ミラン　マインド・ルーム
AC ミランと同じ装置とソフトを江の島弁天クリニックで使っています。

科学的脳トレーニング、ニューロフィードバック

ニューロフィードバックとは、脳波に特化したバイオフィードバック法であり、脳がより効率的に働くことを学ぶ為の脳波トレーニングで、コンピュータのプログラムを通じて、その方にとって最も望ましい脳波を、オペラント条件づけを用いて自律的に学習する方法論です。

オペラント条件づけとは、ある行動をした結果、環境がどう変化したかを経験することによって、環境に適応するような行動を学習することを指します。

例えばマウスを使った実験で「レバーを押せば餌が出る」という経験を繰り返させることで、マウスが自発的にレバーを押すようになる一連の手続きをオペラント条件づけと言います。

脳波トレーニングといっても脳に電流を流すのではなく、医師が聴診器で心拍を聴くように、脳の電気信号を機械が読み取るだけなので、副作用はありません。

脳活動の状態をコンピューターが読み取り、目的とする脳波がうまく出ている間にのみモニター画面が進んだり、心地よい映像や音が流れるような仕組みなので、ゲーム感覚で楽しみながらトレーニングをすることができます。

脳は望ましい脳波の状態をフィードバックされると、自律的に新しい神経ネットワーク回路を形成し、より望ましい状態になるように変化しますが、トレーニングを重ねていくうちに外部からの

ニューロフィードバック
Zone トレーニング画面：

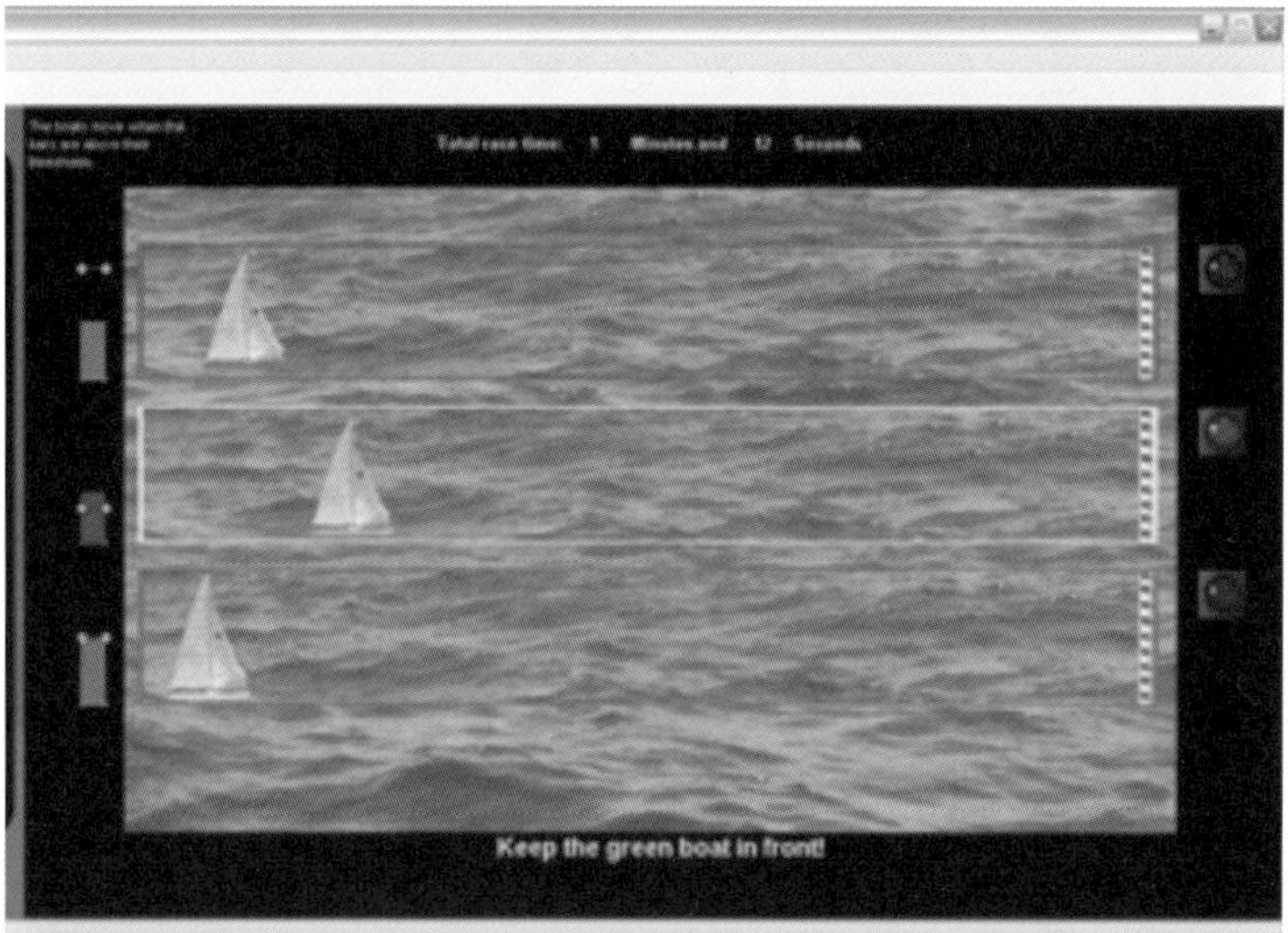

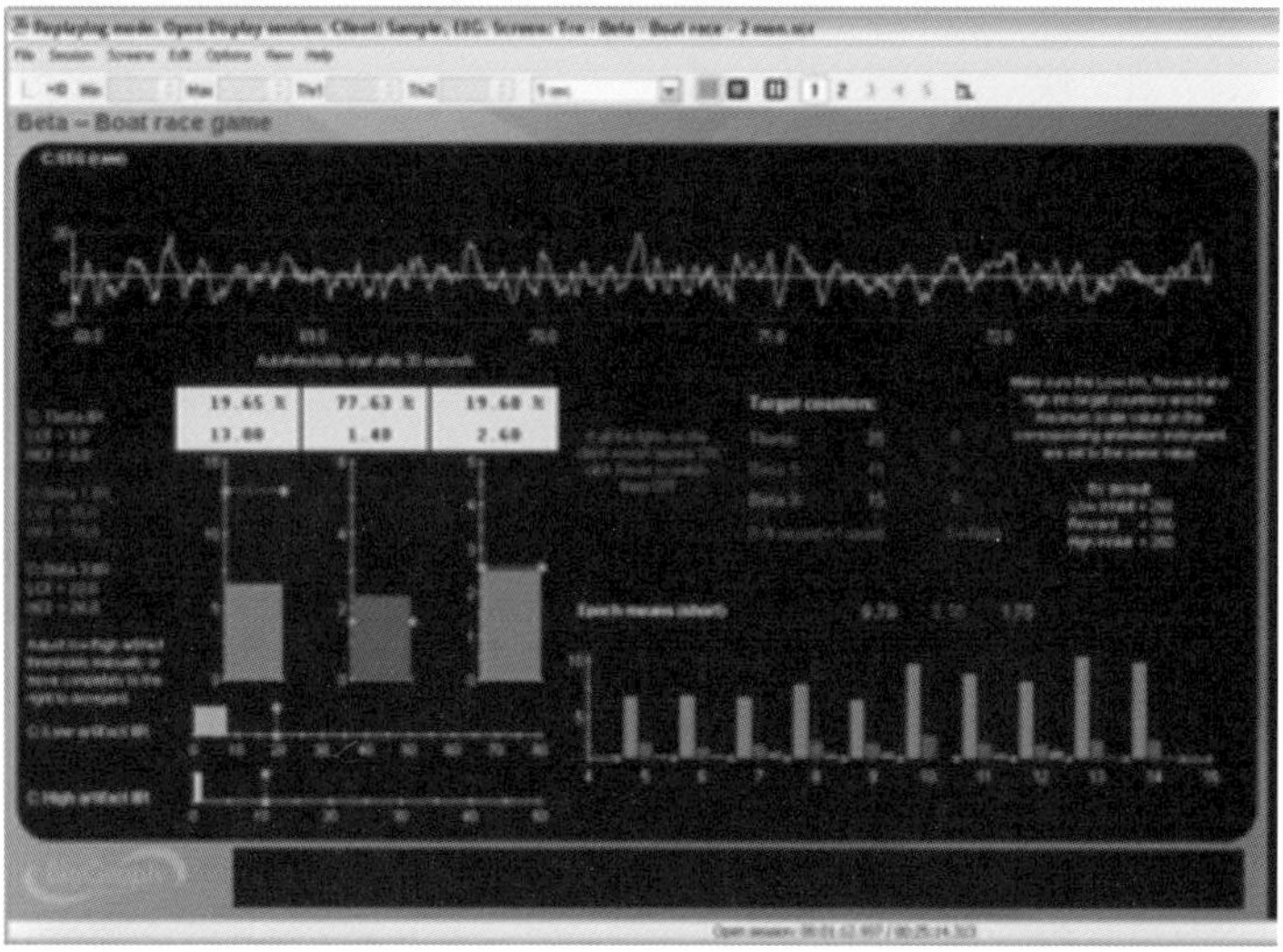

クライアント側のモニター画面には、ボート３艇と棒グラフ３本が表示されます。 各ボートは、対応する棒グラフの信号が閾値を超えると前に進みます。 報酬チャンネルに対応している中央のボートを進め、他の２艇を進めないようにすることが目標です。 ボートが最終ライン（右端）に到達すると、緑色ライト（報酬）または赤色ライト（抑制）が点灯し、勝者を知らせます。

フィードバック信号がなくても正しい脳波を保つことができるようになります。

最もシンプルなバイオフィードバック装置は体温計ですが、体温を測ると自分の体温がわかるように、ニューロフィードバックでは脳波（Electroencephalogram：ＥＥＧ）を計測し脳活動のパターンをコンピュータに読み取らせ表示し、あらかじめ設定した周波数のときにだけモニター画面が進行するという仕組みです。

環境に応じて変化する脳波を見える化し、トレーニングすることで、脳活動を意識的・無意識的にコントロールできるように訓練します。

１９８０年代、ＮＡＳＡからの委託研究において、猫の頭頂部の脳波フィードバックトレーニングをすると、てんかん発作を抑えられることが見つかったことがきっかけで注目を集めました。

ニューロフィードバックが開発されて以降、40年にわたって、心理学分野では数多くの研究報告があり、その効果についてもNational Institute of Mental Health（ＮＩＭＨ）によって検証されています。

ニューロフィードバックの臨床が盛んなアメリカでは、アスペルガー、ＡＤＤ、てんかん、うつ病、睡眠障害、ＰＴＳＤ、軽度の認知症などの精神疾患の治療に効果があることが示されてきました。現在では、これら疾患の心理療法として一定の評価が確立されており、米国では保険での診療が可能になっています。

またニューロフィードバックはメンタル面での不調に対してだけでなく、音楽やスポーツのパフォーマンス向上にも効果が見られることから、ビジネスマン向けの能力開発、トップアスリート向けのピークパフォーマンス・トレーニングとしても有効な手段です。

潜在能力を高めるゾーン体験

スポーツの世界では、トップアスリートが試合でピーク（最高の）パフォーマンスを発揮する際、「ゾーンに入った」と表現されることがあります。この経験は、スポーツ選手だけに限ったことではなく、誰しもが1度や2度は体験しているものです。例えば皆さんにも、ゴルフで「軽く振ったら、ジャストミートした」、仕事に集中していたら、突然「アイデアが降りてきた」などの経験があるかと思います。これが、いわゆるゾーンとされる状態で、「ピークパフォーマンス」、「フロー」、「ピークエクスペリエンス」と呼ばれることもあります。

この状態は、シータ波、アルファ波、ＳＭＲ波（アルファ波とベータ波の境目の周波数波）などに関連していると考えられており、ゾーンに入った時の脳波を調べると「集中」と「リラックス」が同時に起こっていることがわかっています。

ゾーンに入ったアスリートは実力を余すところなく発揮することができますが、通常、意識して脳波をコントロールするのは、大変難しいことです。しかし、前述したように、ニューロフィードバックで脳活動を「見える化」しトレーニングすることで、意識せずに最適な脳波状態へ自動制御できるようになります。

このように、ニューロフィードバックはメンタル面での不調に対して用いられるだけでなく、能力開発としての側面も持ち、心身コントロール法を身に着ければビジネスにも大きな武器となるはずです。

ニューロフィードバック　トレーニングの流れ

1　脳波を読み取るセンサーを耳と頭に装着します。

2　パソコンで音楽や美しい映像が流れますが、あらかじめ設定した周波数のときにだけモニター画面が進行するような仕掛けになっています。

3　患者さんがパソコン画面に集中している時の脳波を検出します。ある脳波の状態を維持すると、脳内で神経伝達物質であるドーパミンが繰り返し大量に放出され、脳の回路を活性化するリワード（報酬）刺激が起こります。1〜3のトレーニングを繰り返し行うことで、脳が自分で脳波の調整を学びます。

脳波の種類

脳波は、その周波数帯によって、δ（デルタ）波、θ（シータ）波、α（アルファ）波、β（ベータ）波、などに分類されており、一般にリラックス状態のときにはアルファ波が、緊張状態のときにはベータ波が出ていることが知られています。

α 波（アルファ波）

8 ～ 13 Hz 。リラックス状態の時の脳波。脳波がアルファ波状態になると、脳内麻薬と言われるβ - エンドルフィンというホルモンが脳内に分泌されると言われています。β - エンドルフィンは、ストレスを低減・解消する役割を果たしています。

β 波（ベータ波）

14 ～ 30 Hz 。緊張状態の時の脳波で、ストレスを感じた時や肩こり・首筋のこりなど筋肉が緊張しているとベータ波が出やすく、脈拍も速く、呼吸数、活性酸素も増え身体面に悪影響を与えます。

θ 波（シータ波）

4 ～ 7 Hz 。まどろんでいるときやレム睡眠時に多く検出され、θ 波が出ると、アイデアが生まれやすくなると言われています。

δ 波（デルタ波）

1 ～ 3 Hz 。熟睡中（ノンレム睡眠）や無意識な状態時の脳波には、δ 波の割合が高く検出されます。

※脳波には個人差があり、絶対的な数値はありません。大切なのは、個々人の変動を評価することです。

マインドフルネス

マインドフルネスとは、自分のありのままの状態を受け入れつつ、「今この瞬間」に意識を集中させる技法で、そのルーツは2500年前にブッダが提唱した瞑想法にあります。

優れたストレス低減法として医療の幅広い領域で用いられているほか、「認知行動療法第3の波」と言われるなど、非常に高い治療効果を持つ心理療法としても真価を発揮しています。

さらに近年では、社員や職員の集中力・想像力を高めるなどの目的で、欧米の企業や官公庁でも積極的に導入されています。私たちは得てして過去のことを後悔したり、将来のことを憂いたりしてしまいますが、本来「今この瞬間」には、そうした余分な思考の材料はないはずです。

余計な思考に気づき、今この瞬間に戻る、という作業を繰り返すことで、次第に思考の堂々巡りから抜け出せるようになります。

CES／MET療法

CES療法は、両耳たぶに電極を装着して、極微弱な電気を流すことで脳幹を刺激し、不眠症、うつ病、不安障害、慢性疼痛などに優れた治療効果を持つことが、多くの医学論文にて示されています。

CES療法に用いられるAlpha－stim®は、アメリカの厚生労働省にあたる機関で認可されている治療機器です。バイオフィードバックおよびニューロフィードバックのトレーニング効果を高めるために活用される手法でもあります。

ＣＥＳ療法の症例（日本レジリエンス医学研究所より）

患者さん体験談

注意欠陥多動性障害（ＡＤＨＤ）・年齢／42歳

「周囲の理解が得られず、苦しい毎日」

頭がボーっとしてしまい、経理職だったのですがケアレスミスがとても多く、ミスをしても気づかない。印鑑を押し忘れたり、数字の書き間違いをしたり。また上司から言われたことが理解できなかったりで、コミュニケーション面でも大変苦労をしました。

聴覚トレーニングや視覚トレーニングで少しは改善してきたのですが、やはり頭がボーっとするのは抜けませんでした。

そのうち、あまりにも症状が重くなり会社を辞めざるをえ

レジリエンス治療プロトコルの概要

①セッション導入：インテーク面接、治療関係の確立

↓

②ストレス プロファイリング・Bio/Neuroフィードバック体験

↓

③患者さんへの病態説明

↓

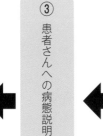

なくなり、心療内科に行きました。そこで、注意欠陥多動性障害（ＡＤＨＤ）と診断されたのです。

最初はニューロフィードバックを行っていましたが、どうも効果が出ませんでした。

そこで大阪工業大学大学院でバイオフィードバックの研究をされている方から日本レジリエンス医学研究所を紹介してもらいました。

そこでは、ニューロフィードバックよりもバイオフィードバックとＣＥＳ療法のコンビネーションの方がいいと言っていただきまして、治療を開始しました。

頭がボーっとして訳がわからなくなる症状は子供の頃からあったのですが、当時は発達障害という概念がなく、２つの物事が同時にできずに、家族からもどんくさいと言われていました。

親の理解が得られないのです。辛かったですね。学校生活においても、友達と楽しくおしゃべりをしているつもりなのに「何を言っているかわからない」と言われ、異星人や変わ

④ リラクゼーション法の習得：BF・NFトレーニング、呼吸法、自律訓練法、誘導イメージ法

⑤ マインドフルネス瞑想の導入：歩く瞑想、食べる瞑想、家事の瞑想、マインドフル合気

⑥ 治療目標の再設定：ナラティブアプローチ

⑦ 自己洞察、気づき、行動変容、治療終結

り者という評価がつきまとっていました。この障害を持つ他の方々もとても苦労されていると思います。

病名がわかるまでは、どうすればいいのかわかりませんでした。例え、病名がわかって病院に行ったとしても対症療法か薬かしかないと聞きます。

自分のおかしさに気づいても、どの病院に行けばいいか、その病院の情報すらありませんでした。私の場合、早くにこちら（日本レジリエンス医学研究所）を紹介していただくことができ、幸運でした。

「1ヶ月後、頭の霧が払われたような感じに」

日本レジリエンス医学研究所でCES療法というものを知ってから、朝・晩に療法を開始。すぐに変わってきたなという実感はありましたが、やはりボーっとする感じは続いてたので1か月後に再度、バイオフィードバックとCES療法の併用に変えたところ、頭がすっきりしたのです。

びっくりしました。トレーニングを行っているときから効果を感じていましたが、特に終わったときの感覚が素晴らしい。ボーっとした感じがすっかりなくなって、頭の中の霧が晴れたような感じでした。

今でもトレーニングは続けていますが、今後はなるべくトレーニングの間隔をあけていこうと思っています。とにかく機械に頼らなくてもいいレベルまで持っていくのが目標です。

バイオフィードバックとCES療法、もっとこのトレーニング法が普及すれば、だいぶ助かる方も多いのではと思います。広く知っていただきたいです。

自助団体などにも行ったことがありますが、どなたも「脳が改善する」「アスペルガーとかADHDが改善する」ということを知らないのです。治らないと思い込んでいるのですね。ですから、薬物療法か認知療法しか選択肢がないと思っている。私が受けたトレーニング法(NF、BF、CES療法)を全国に広めて、苦しんでいる方たちを助けてあげていただきたいです。

線維筋痛症に対するCES療法の臨床試験

線維筋痛症は、疫学的には人口の1.66%にあたる約200万人の患者がいるといわれており、若年性線維筋痛症は難病指定されています。

原因もまだよくわかっていないため、有効な治療法が確立されていないのが現状です。

このような背景の中、CES療法は、線維筋痛症に対して臨床試験で改善効果が示されている、数少ない治療法です。

国内でも明治国際医療大学教授の伊藤和憲先生が線維筋痛症学会でCES療法の効果を発表されました。

圧痛点スコア

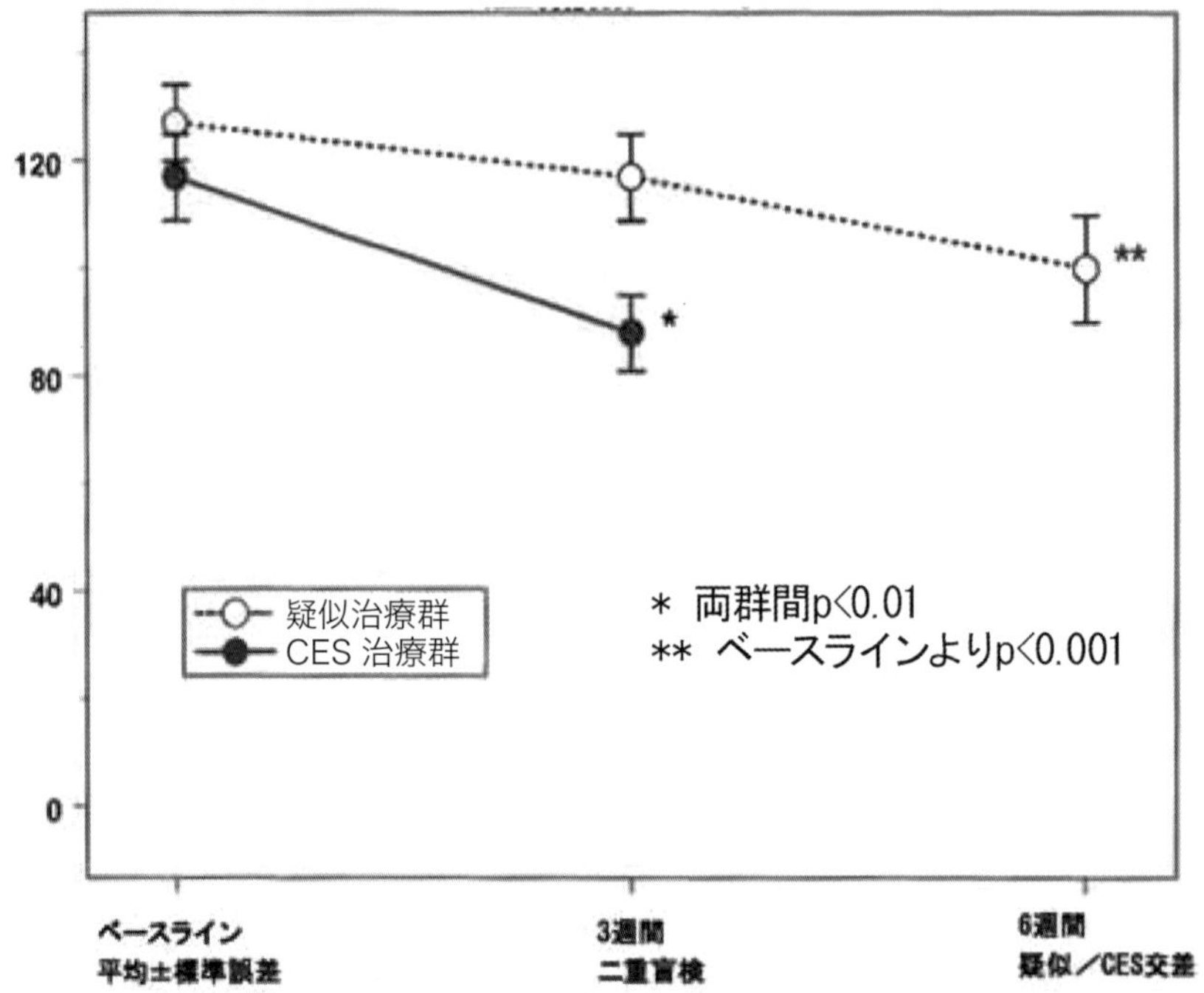

圧痛点自己報告疼痛スコア
18 か所の圧痛点と 3 か所の偽圧痛点を試験した。触診前、患者に疼痛の 10 ポイント自己評価スケール（0：無痛、10：最悪）を与え、「ただ今」の疼痛を表す番号の下にチェックを入れて全体的疼痛レベルを評価してもらった。その後、圧痛点と偽圧痛点を順番に触診して 0（無痛）から 10（最悪）までのスケールで各触診時の疼痛を評価してもらった。各点には 4 kgの圧力をかけた。18 か所を触診した後、スコアを合計した。合計の最大値は 180 である。圧痛点の合計スコアから、偽圧痛点のスコアを減じた。この結果、3 週間経った時点で CES 治療群の圧痛点スコアは、疑似治療群に比して有意に低く（p < 0.01）、交差後に疑似治療群が引き続き 3 週間の CES 治療を受けた後は、その圧痛点スコアに有意な低下が見られた（p < 0.001）。数値はすべて平均＋ー標準誤差（SEM）である。

麻酔学ジャーナルより

疼痛強度 (0~5)

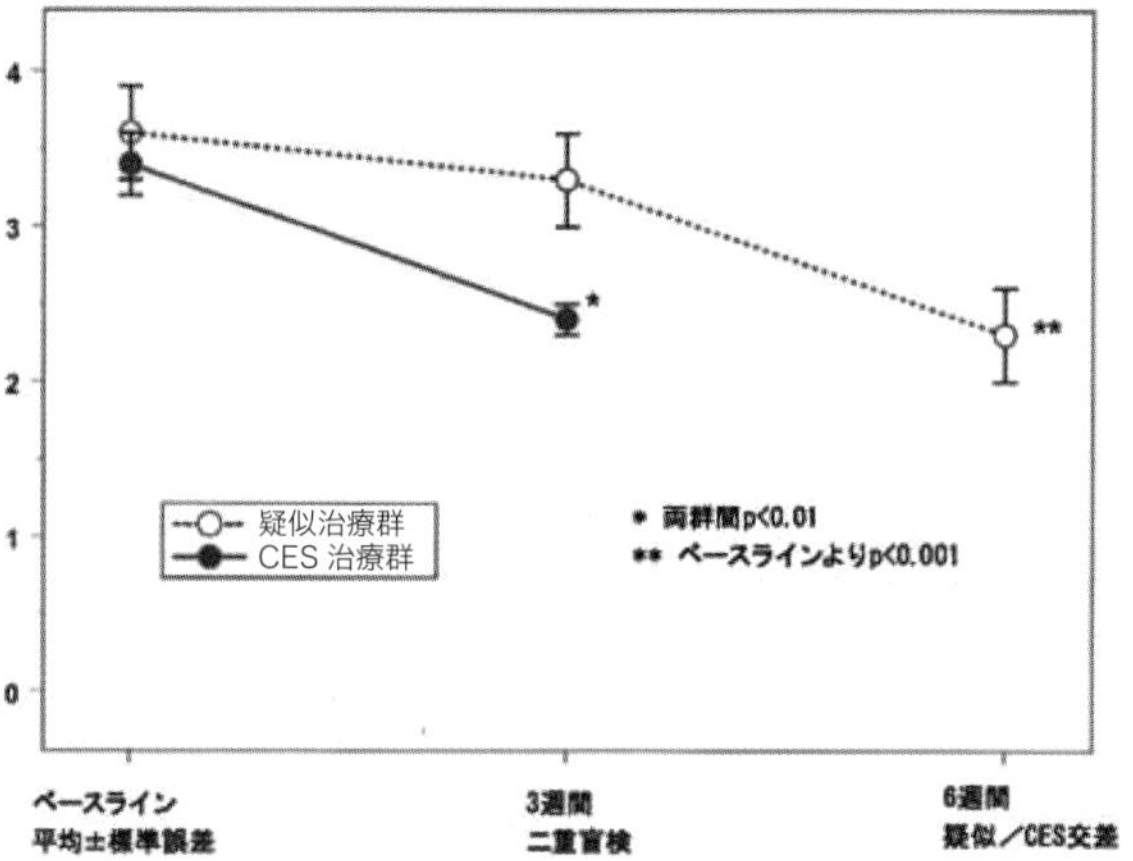

患者の申告した数値スケールに基づく疼痛強度。
０～５のスケールで、０は無痛状態、５は最大疼痛を表す。３週間経った時点でのＣＥＳ治療群の疼痛強度は、疑似治療群に比して有意に低かった（ｐ＜０．０１）。但し、交差後、疑似治療群が引き続き３週間のＣＥＳ治療を受けた後は、疼痛強度に有意な低下が見られた（ｐ＜０．００１）。数値はすべて平均＋－標準誤差（ＳＥＭ）である。

McGillスコア

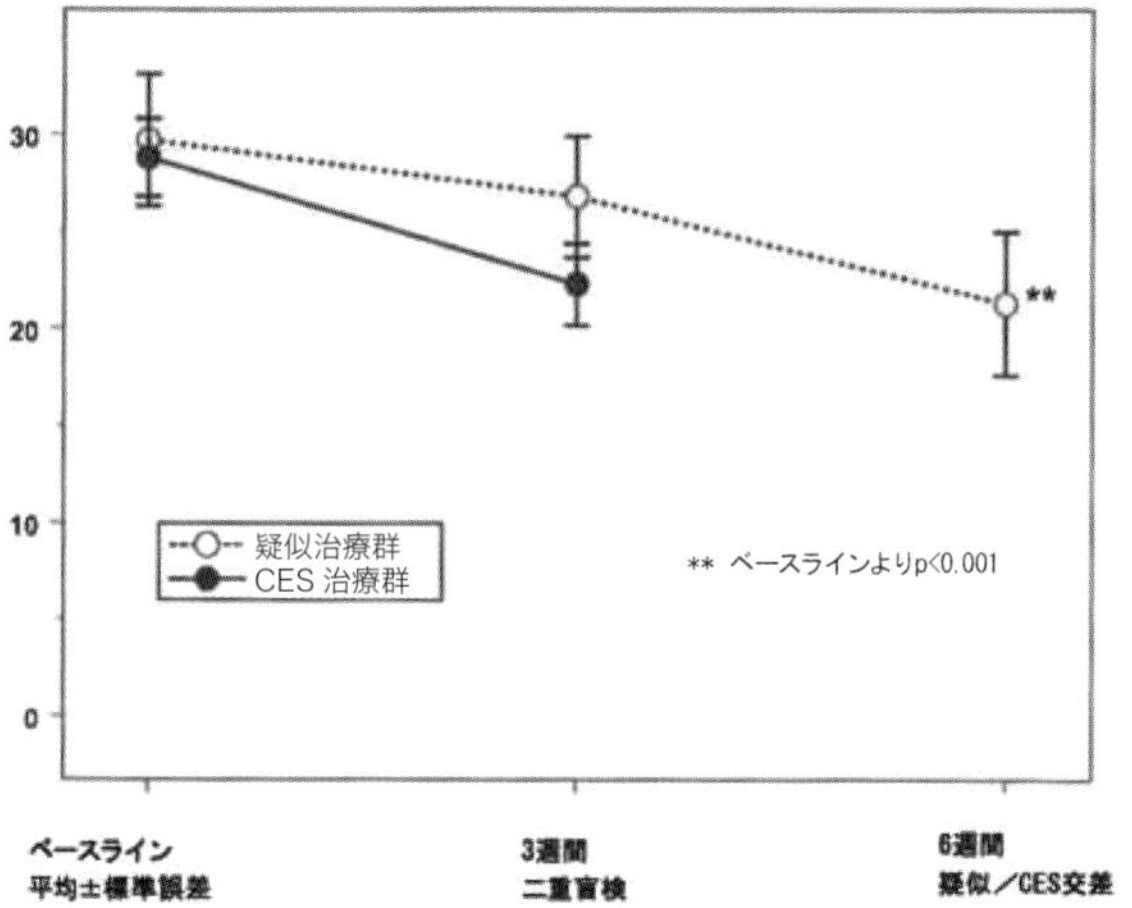

ＭｃＧill スコア
ＭｃＧill スコア疼痛質問表を用いて測定した疼痛。スコアが高いほど、疼痛が強いことを表す。３週間のＣＥＳ治療後にＣＥＳ治療群により報告された疼痛スコアの低下は、疑似治療群により報告された疼痛スコアとの有意差をもたらすに至らなかった。但し、交差後に疑似治療群が引き続き３週間のＣＥＳ治療を受けた後は、疼痛強度に有意な低下がみられた（ｐ＜０．００１）。数値はすべて平均＋－標準誤差（ＳＥＭ）である。

麻酔学ジャーナルより

インタラクティブ・メトロノーム

インタラクティブ・メトロノームは、脳内の時間処理の精度と効率を改善させることで、注意力・集中力・作業記憶力・情報処理能力・運動協調能力など、さまざまな脳の機能、特に頭頂—前頭部脳内ネットワークの機能を向上させる手法です。

実際には、コンピュータから発せられる音に合わせて手や足を同時に動かし、その音に対して正確な反応ができるようにトレーニングします。脳と身体のスムーズな連携を促し、治療のためのツールとしてだけでなく、スポーツや芸術などの能力開発にも用いられます。

認知行動療法

認知とはその人の「ものごとの捉え方」で、この「ものごとの捉え方」には、人それぞれ特有のパターンがあり、これを認知療法では、「認知のゆがみ」といいます。この認知のゆがみが、私たちの感情に大きな影響を及ぼしており、認知行動療法では、こうした認知のゆがみに気づき、それを修正したり、より柔軟な対応をすることで感情をコントロールすることができると考えます。

ストレス軽減と柔軟性のある考え方を身につけるうえで大きな効果があります。日本の精神医療は薬物療法に偏重している現状がありますが、最近では、うつ病や不安障害、強迫性障害などの精神疾患に対して、認知行動療法を採用するメンタル・クリニックが増えつつあります。

第5章　オーダーメイド乳酸菌で免疫を最適化

腸内フローラの働き

腸内細菌の研究が進むうち、腸は健康どころか生命の根幹に関わるほど重要な臓器であることが判明しました。腸内環境が人間の思考、感情、気分、免疫力まで関係することがわかってから「第二の脳」と呼ばれるようになりましたが、発生学的には脳よりも腸のほうが先であり、生命活動に重要な役割を果たしています。

なにしろ腸内にはヒトの体細胞数の10倍以上にも及ぶ腸内細菌がヒトの代謝よりさらに盛んに新陳代謝を繰り返し、生命維持の根幹を担っているのです。

では、腸内細菌は生まれながらにして私たちの体に備わっているのでしょうか。

その答えはＮＯです。胎児は無菌状態で生まれて、生後まもなく母親からベースとなる腸内細菌を受け継ぎ、それが小腸から大腸にかけ定着して、その後、食物、環境、免疫系などさまざまな影響を受けながらグループをつくり、それぞれ独自の腸内細菌フローラを形成していきます。

腸内細菌は大きく、有用菌（善玉菌）、有害菌（悪玉菌）、日和見（ひよりみ）菌の３つのグループに分かれており、数の上では日和見菌が最も多く、平常時は人体にほとんど影響を与えませんが、いつも善玉菌群、悪玉菌群のどちらが優勢かに注目していて、その時その時で優勢な方に加担する性質をもっています。

このように、様々な要因に左右される腸内フローラは一人一人異なります。同じような食べ物を食べ、同じ環境で育った兄弟でも違います。さらに言うと、同じ遺伝子を持つ一卵性双生児でも、腸内フローラは別なのです。

先にも書いたように、病気の発症は遺伝要因と環境要因が重なって起こるもので、例え特定の疾患に対し同じ危険因子を持つ一卵性の双子でも、腸内環境の違いによって体質が異なり、それにより病気が発症したり、しなかったりするわけです。

健康も病気も腸内フローラ次第

腸内細菌とは実に興味深い微生物群で、「病気から人を守る」のも「病気のきっかけ」を作るのも腸内細菌です。さらには、ヒトが体内でつくれないビタミンKやビタミンB群を合成したり、食物繊維を消化したりと大変な働きものでもあります。

近年の研究では、免疫細胞の実に7割は腸でつくられていることがわかりました。健康だけではありません。特に女性にとっては関心が高いアンチエイジングにも腸内細菌が深く関わっています。例えば、今注目されているエクオールという物質は女性ホルモンのエストロゲンと同じような働き

健康維持に理想的な腸内菌バランス

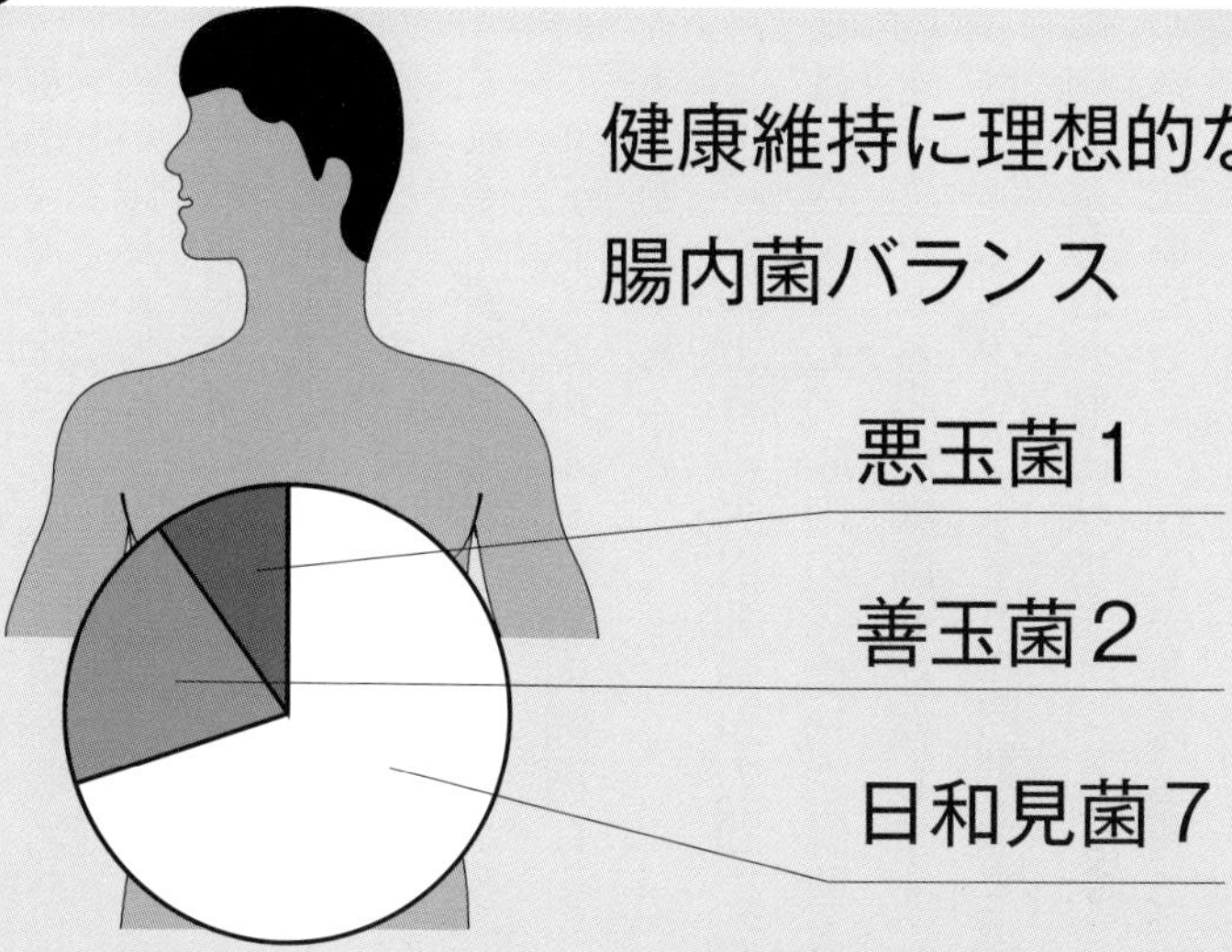

善玉菌の仲間として、もっとも馴染みが深いものに乳酸菌があります。乳酸菌の主な働きには「消化吸収・代謝を助ける」「免疫力を高める」「アレルギーを抑制する」「病原菌や有害菌による感染を防ぐ」「腸の運動を活発化させる」「悪玉菌の増殖を抑える」などがあります。

一方悪玉菌は、肉類などのタンパク質の分解が主な役割です。タンパク質を分解し栄養素として吸収しやすくしてくれるのは良いのですが、問題なのは分解の際に有害物質（アンモニア、硫化水素、インドール、フェノールなど）も作り出してしまうことにあります。

興味深いことに、善玉菌が有害物質と闘う能力は、悪玉菌によって鍛えられているとも言われています。悪玉菌が体の中にあること自体は決して悪いことではありません。大切なのは、善玉菌と悪玉菌のバランスが取れていること。健康を維持するには、善玉菌が悪玉菌よりも優勢な状態を保つこと、そして、日和見菌が悪玉菌に傾かず中立の状態である腸内環境が大切です。

をすることがわかってきています。

大豆に含まれているイソフラボンを腸内細菌の力でエクオールという物質に変化させます。腸内細菌が作るこのエクオールは、肌のシワを改善する、骨粗しょう症を予防するなどの働きをします。

さらに最近の研究ではエクオールは美容効果だけでなく、がんの予防効果もあるのではないかと言われています。日本と韓国の共同による研究チームの調査で「エクオールを作れない人は前立腺がんになりやすい傾向にある」ことがわかりました。

これらの研究はまだ始まったばかりですので断定的なことは言えませんが、今後更に研究が進めば、エクオールのように腸内細菌によって作られる物質が「がんや老化の予防薬」になる日が来るかもしれません。

さて、このように腸内細菌が人間にとって良い仕事ばかりしてくれればいいのですが、そう簡単にはいきません。腸内の老廃物を腐敗させ、腸壁を傷つける細菌もいれば、活性酸素を吐き出し細胞を劣化させる腸内細菌も存在します。

さらに、そんな害をなす腸内細菌を退治しようと、今度は免疫細胞が活性酸素を発生させたりと、腸内では毎日が戦闘状態です。

いい仕事をしてくれるのが善玉菌で、悪いこともすれば良いこともするのが悪玉菌、その2種類の間を行ったり来たりする日和見菌。これら腸内細菌は私たちが食べた物をエサに生きています。

ちょっと恐ろしい話になりますが、オランダの国際共同研究グループの調査では「大腸がんの少ないアフリカの人に、２週間だけ食べものを変えてもらったところ、またたく間に大腸がんになりやすい腸の状態に変わってしまった」という報告がなされています。

ショッキングなエピソードではありますが、逆に考えると腸内環境を最適化することで、病気を防げる可能性があるとも言えるでしょう。

がんを引き起こす腸内細菌の存在

腸内環境を良くすることで、さまざまな病気を予防できる一方で、がんを引き起こす腸内細菌もいることが研究によってわかってきました。

このことは２０１５年２月に「ＮＨＫスペシャル」でも取り上げられたので、ご存知の方も多いのではないでしょうか。発がん物質をつくりだす細菌を見つけたのは、東京・有明にあるがん研究会有明病院の医師たちです。

研究でがんを引き起こす腸内細菌を発見し、この新たに見つけた菌を有明病院の名にちなみ「アリアケ菌」と名付けます。このアリアケ菌が産出する「ＤＣＡ」という物質が細胞の老化を促進し、がんを発生させるというものでした。

また、このアリアケ菌は肥満になると大幅に増えることが分かり、「乳がん」「大腸がん」「肝臓がん」の発症リスクが高まります。

同研究陣によるマウス実験では、健康なマウスの肝臓の細胞に「遺伝子の傷」をつけても、肝臓がんになりません。ところが、そこにＤＣＡを与えると１００％の確率で肝臓がんが発生したというのですから驚きです。

肥満とがんの関係性は以前から指摘されていましたが、その発生メカニズムに腸内細菌が深く関与していたのです。

肥満とがんの因果関係が明らかになった今、食生活だけでなく、生活習慣全般において、腸内環境を守ることが健康にとっていかに重要なのかがわかります。

ストレスは腸内細菌を悪化させる

第3章で書いたように、ストレスを被ることでアドレナリンが分泌され、それによって腸内の悪玉菌が増えてしまい、その結果、後述するＳＩＢＯ、さらには過敏性腸症候群、腸管壁浸漏症候群といった病態に結びつく可能性がでてきます。

それとは逆に、腸内フローラのバランスや特定の腸内細菌が、私たちの心に影響を及ぼしている可能性が示唆されています。

具体的には、腸内フローラの構成の違いにより、視床下部―下垂体―副腎皮質系（ＨＰＡ系）の反応性、すなわちストレス応答が変化することがマウスを用いた動物実験で報告されています。

さらに、ラクトバチルス・ラムノサスなどの乳酸菌が、抑制性の神経伝達物質であるＧＡＢＡに影響を与えることがマウス実験により明らかにされ、うつ病や不安障害などの治療への応用が期待されています。

こうしたストレス反応や神経伝達物質への影響は、迷走神経を切除されたマウスにおいては観察されなかったことから、腸と脳の相関関係を担っているのは迷走神経であると、研究チームは結論づけています。

また同じく動物実験によって、ビフィドバクテリウム・ロンガムというビフィズス菌が、認知機能や記憶力、集中力に良い影響を及ぼす可能性が示されました。この結果を受け、先のビフィズス菌を摂取することでうつ病の改善を図る臨床研究がすでに行われています。

このように、ストレスが腸内フローラに影響を及ぼすだけでなく、腸内フローラが中枢神経系に影響するという双方向性の関係があり、腸内フローラがいわゆる「脳腸相関」の一旦を担っている事がわかります。

腸が先か、脳が先かは意見が分かれるところではありますが、いずれにしても腸内細菌が健康のみならず、私たちの心の状態にまで影響を及ぼしている事は間違いなさそうです。

様々な疾患の原因となるＳＩＢＯ（シーボ）

ＳＩＢＯとは、Small Intestinal Bacterial Overgrowth の略で、日本語では「小腸におけるバクテリアの異常増殖」といった意味になります。ここでいうバクテリアとは、通常は大腸には存在してもおかしくないものの、小腸で繁殖すると様々な問題を起こしてしまう細菌、具体的には大腸菌やウェルシュ菌、ディフィシル菌など、いわゆる悪玉菌といわれるような細菌です。

ＳＩＢＯの状態になると、腹部膨満や下痢、さらに栄養素の吸収不良を起こすことが知られています。必須ミネラルのなかでも特に亜鉛や鉄の吸収障害は私たちの心身に様々な悪影響をもたらします。

この他、ＳＩＢＯは、過敏性腸症候群や腸管壁浸漏症候群（リーキーガット症候群・ＬＧＳ）、カンジダ症などと密接に関わっていることが指摘されており、不定愁訴や全身の炎症などとの関連が問題視されるようになってきました。

リーキーガット症候群（ＬＧＳ）とは、小腸の絨毛細胞の緻密な構造が一部破綻し、本来ならば血管内に入れないはずの分子量の大きいタンパク質や、炎症を引き起こす化学物質などが侵入することで引き起こされる症候群です。ＬＧＳは、腸の疾患のみならず、糖尿病、多発性硬化症、食物アレルギー、自己免疫疾患、自閉症など、様々な全身疾患にも関わっていることが次第に明らかにされつつあります。

さて、ではなぜこのようなバクテリアの異常増殖が起こるのか、理由は様々ですが、一つにはストレスが密接に関わっていることが明らかになっています。心理的ストレッサーが生体に加わると、アドレナリンやコルチゾールなどのストレスホルモンが分泌され、このアドレナリンが小腸でのバクテリアを繁殖させる原因となってしまうのです。

アドレナリンの作用の一つに腸のぜん動運動を抑制する働きがあります。逃げるか戦うか、という切羽詰まった局面では消化活動は不要ですので、そう考えるとわかりやすいと思います。

腸のぜん動運動が抑えられることによって、細菌が小腸から大腸に押し出される働きが弱まり、細菌が小腸に長く留まり、さらに腸での食物の停滞がおこることで、それらがエサになって細菌が増殖してしまうわけです。

さらに、２００６年にはアドレナリンに反応する細菌側の受容体が同定され、アドレナリンによる細菌増殖・病原性増強作用が確認されています。

人によって効果がまちまちな乳酸菌飲料

体に良いといわれる腸内細菌、いわゆる善玉菌と呼ばれるビフィズス菌や乳酸菌がお腹の調子を整えることは、皆さんも経験的に知っていらっしゃることでしょう。ところが、便秘を解消するためにヨーグルトや乳酸菌食品を摂っても、まったく効かない人がいます。

それは、一体どうしてなのでしょうか？

すでに、前の章でも書いていますが、ひと口に「乳酸菌」と言ってもその数はわかっているだけでも数百種類以上に上ります。腸内フローラに棲む乳酸菌も多岐に渡り、なおかつその構成は人によってかなり異なります。

その人の腸内フローラと相性の良い乳酸菌であれば、ヨーグルトでも飲料でもサプリメントでもある程度の効果が期待できますが、相性が悪ければ効果は期待できません。

これはさまざまな健康法と同じで、「万人に効く乳酸菌」はありません。その人の腸内環境に合わない乳酸菌は腸に棲み着くことができず、邪魔者として排除されてしまいます。

乳酸菌の相性の問題は、整腸作用だけではありません。先ほど、健康は腸内環境次第と書きましたが、病気の予防にも繋がる免疫力を上げるためには、「自分に合った乳酸菌」である必要があります。

オーダーメイド乳酸菌療法は、まさに「自分に合った乳酸菌」を摂取し腸内で優位にさせる「善玉菌育成法」でもあるのです。具体的には、約600種類のプロバイオティクスから臨床的に有効な6種類に絞り込み、それを患者さんの血液と一緒に培養した後に、イムノアッセイという免疫学的測定法により、その方に最適な乳酸菌を選び出すというシステムです。

免疫系への影響

人間の身体は、免疫系・内分泌系・自律神経系などによってバランスが保たれています。前章でも書いたように自律神経系は交感神経と副交感神経からなり、交感神経は緊張や興奮を促します。ストレスにより交感神経の過緊張状態が続くと、免疫細胞のうち顆粒球が増加し、相対的にリンパ球は減少します。

これまで述べてきたように、心理的ストレッサーによりアドレナリンが分泌されますが、顆粒球はアドレナリンに対する受容体を持っているために、ストレッサーが加わることで増加するのです。

顆粒球には細菌感染を防ぐ働きがありますが、増えすぎると微小循環障害を引き起こし、また顆粒球が役目を終える際に出す活性酸素がＤＮＡの二重らせんを傷つけることがあります。

一方で、リンパ球の減少、特にがん細胞を攻撃するＮＫ（ナチュラル・キラー）細胞の減少は、直接的に免疫力の低下に繋がります。

免疫力の低下によって発症する代表的な病気が、がんです。がん細胞は健康な身体であっても1日に数千個程度生まれるといわれています。

次々と生まれてくるがん細胞を攻撃するのがＮＫ細胞です。毎日のように生みだされるがん細胞のほとんどがＮＫ細胞を筆頭とする免疫細胞により排除されているのです。

交感神経の過緊張状態は免疫の低下を引き起こすだけでなく、末梢血管の収縮の原因ともなり、冷え性、頭痛、腰痛、肩こり、胃腸機能の低下、糖尿病と、ありとあらゆる病気を呼び寄せるきっかけを作ってしまいます。

かといって、がんになりたくないからとばかりにじっとして何も動かず、副交感神経ばかり優位になると、今度は喘息やアレルギーを起こしやすくなります。すべてにおいて重要なのはバランスです。自律神経系・免疫系・内分泌系が、いずれか一方に偏ることなくバランスが取れていることで健康が保たれているわけです。

心身の健康に大きなカギを握る腸内環境ですが、心、身体どちらか一方を改善しようとするのではなく、ストレスにアプローチして心の健康を取り戻すことと、腸内フローラのバランスを適正に保つこと、これらを同時に行うことが大事です。

アレルギーにはTh1とTh2のバランスの崩れが関与

私たちの身体は常に様々な病原体と戦っていますが、前述のようにがん細胞は毎日数千個程度生じています。病原体もがん細胞も、免疫が正常に働いていればすぐに摘み取られ、即発症には至りませんが、加齢と共に免疫機能が低下し、その危険度は高まります。

免疫の主体は白血球で、マクロファージ、リンパ球、顆粒球から構成されており、その中でもリンパ球が免疫機能の中心的役割を果たしています。

リンパ球には、B細胞、NK細胞のほか、免疫の司令塔の役割を果たす「Tリンパ球」があります。

さらにTリンパ球には、異物の侵入を察知すると、直接外敵を攻撃する働きを持つもの、他の細胞に異物の情報を知らせる分子を放出したりする働きを持つものがあります。

異物の情報を他の免疫細胞に知らせ、免疫応答を調節するTリンパ球は「ヘルパーT細胞」、病原体に感染した細胞やがん細胞を直接攻撃するTリンパ球は「キラー（細胞傷害性）T細胞」と呼ばれます。この働きが異なる2種のTリンパ球（ヘルパーT細胞とキラーT細胞）は胸骨の裏側にある胸腺と呼ばれる器官で共通の前駆細胞から作られます。

以下に、それぞれの免疫細胞の種類と役割を簡単に説明します。

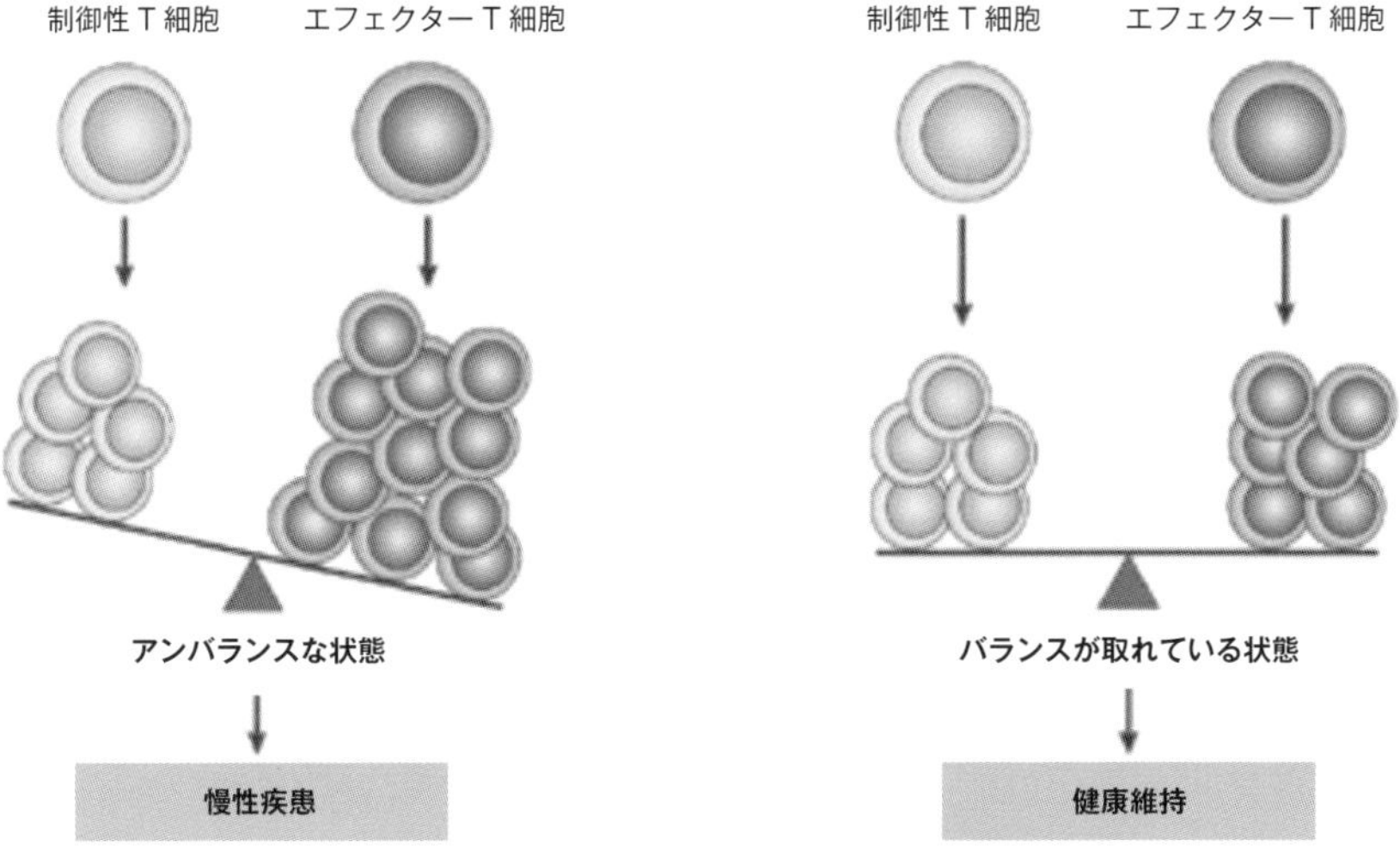

Nature Revuews　Immunology

先天性免疫（自然免疫）

先天性免疫は比較的原始的な免疫のしくみで、無脊椎動物にも脊椎動物にも存在します。その特色は反応が早いことで、外来の微生物が侵入して数時間以内に活動を開始します。抗原特異性がないため、免疫効率は低いです。この免疫細胞は顆粒状で種類が非常に多く、樹状細胞、マクロファージ、好中球、ＮＫ（ナチュラルキラー）細胞などがあります。これらの細胞はそれぞれ役割があり、中でも重要なのがＮＫ細胞です。

・ＮＫ細胞

ＮＫ細胞の主な役割は腫瘍細胞を殺すことで、癌細胞に直接接触した後、インターフェロン、パーフォリンなどを放出して癌細胞を死滅させます。抗原特異性がなく、多種類の癌細胞を死滅させる機能があることが分かっています。

後天性免疫（獲得免疫）

後天性免疫は比較的進化した免疫で、脊椎動物にのみ存在します。その特色は抗原特異性があることで、目標を正確に捉えることができ、免疫効率が上昇しています。この種類の免疫細胞としてはリンパ球があり、Tリンパ球とBリンパ球の2種類にわけられます。Bリンパ球は抗体を生成し、細胞外抗原（病原体）を無毒化します。Tリンパ球はさらにキラーT細胞とヘルパーT細胞に分類されます。

・キラーT細胞

免疫細胞のうち殺傷の役割を担い、ウイルスなどに感染した細胞やがん細胞を殺します。ウイルスが細胞に感染した場合、抗体は細胞内に進入することができません。こうしたことから、キラーT細胞が感染した細胞を消滅させる必要があり、このため細胞性免疫とも呼ばれています。

・ヘルパーT細胞

ヘルパーT細胞は、先天性免疫と後天性免疫の中間的な存在で、後天性免疫を起動させるという重要な役割があります。後天性免疫不全症候群の患者さんは、HIVウイルスによってヘルパーTリンパ球が大幅に減らされており、後天性免疫が破綻しています。

・B細胞

Ｂ細胞は抗体を分泌します。抗体は血清中に放出され、細胞外抗原を無毒化します。細菌、原生生物、寄生虫など細胞外の病原体に対抗することができます。

これら免疫細胞の中で特に注目したいのがヘルパーＴ細胞で、アレルギー疾患や慢性疾患、生活習慣病などに直接関わってきます。ヘルパーT細胞は2種類あり、それぞれの主な役割は、

1型ヘルパーT細胞（Ｔｈ1）
ウィルス・細菌やがん細胞などに対して働きます。

2型ヘルパー細胞（Ｔｈ2）
寄生虫、ダニ、カビ、花粉などに対して働きます。

Ｔｈ1とＴｈ2は、もともと同じヘルパーT細胞から分化したものなので、どちらかが増えれば、どちらかが減るという関係にあります。どちらに分化していくか、それを決めるのが周りにいる細

胞から出されるサイトカインです。

Ｔｈ１になるには、ＩＬ－12（インターロイキン－12）やＩＦＮ－γ（インターフェロンガンマ）が、Ｔｈ２になるにはＩＬ－４が必要です。ここで分化したＴｈ１はＩＦＮ－γやＩＬ－２を産生して、キラーＴ細胞、ＮＫ細胞、マクロファージを活性化し、Ｔｈ２はＩＬ－４、５、13などを産生して、好酸球、好塩基球、マスト細胞を活性化します。

ＩＬ－12はＴｈ２への分化を抑制し、ＩＬ－10などはＴｈ１への分化を抑制するというように、それぞれがバランスをとって存在しています。

つまりは、免疫全体の機能を正常に保つにはバランスが大事で、Ｔｈ２ばかりが増えれば、アトピー・喘息・花粉症などアレルギー性疾患になりやすくなり、Ｔｈ１が減ることで、がんになりやすくなったり、インフルエンザにかかりやすくなったりしてしまうわけです。

特にＴｈ２細胞は、ＩＬ－４（インターロイキン－４）や、ＩＬ－５、ＩＬ－13といったサイトカイン（Ｔｈ２サイトカイン）を分泌して、ＩｇＥ（抗体）を産生することから、アレルギー疾患を誘発する根幹と言えます。

人は、生まれてくるときはＴｈ２が優位な状態で、その後、２～３歳までの幼少期に、さまざまな病原微生物や腸内細菌によってＴｈ１細胞が次第に発達し、Ｔｈ２細胞優位の状態からＴｈ１：Ｔｈ２のバランスのとれた免疫系へと変わっていきます。

自分にあった乳酸菌で免疫を最適化

前述の通り、アレルギーに大きく関与しているのがＴｈ１とＴｈ２で、この２種は互いにライバル関係にあり、つねに優位争いをしています。

両者はバランスを保ちながら、免疫をコントロールしているのですが、ひとたびそのバランスが崩れると、アレルギーやがんなどが発症する要因となります。Ｔｈ１およびＴｈ２のどちらが優位になるのかは、腸内フローラによって大きく影響を受けるといわれています。

よく、代替療法や民間療法では「免疫を上げて病気を治す」ということが言われていますが、漠然と免疫を上げるのでは、むしろ免疫バランスを崩し、アレルギーや体調トラブルを誘発することにもなりかねません。

例えば、Ｔｈ１細胞が優位になりすぎると自己免疫疾患（自己免疫疾患にはＴｈ17も関与）になりやすく、Ｔｈ２細胞優位になりすぎるとアレルギー疾患になりやすいなど、その人の体質に大きく関与しています。

逆にまた、Ｔｈ１が少なすぎると感染に弱くなったり、がんになりやすくなったりすることも考えられます。

このように、免疫が正しく働くためには「適切なバランスを保つこと」が重要です。健康維持や治療に大切なのは「免疫を上げる」のではなく免疫をコントロールして最適化することに他なりません。最近の研究では、免疫の最適化には腸内細菌、特に乳酸菌が大きく関わっていることがわかっています。

腸の中に棲む多種多様の腸内細菌が連携しながら、各種の免疫をコントロールしているのです。しかも、腸内フローラの構成は一人一人違います。単に免疫を上げたいからと、ある種の乳酸菌を摂取したところで、もともと腸内にその種が住んでいなければ、よそ者として排除されてしまい定着はしてくれません。生存競争の激しい腸内フローラは、案外閉鎖的だったりします。

では、どうしたら免疫を最適化できるのでしょうか？答えは簡単です。自分自身の免疫機能を最も高めてくれる乳酸菌を選び出し、補ってあげれば良いのです。

身体にとって有益な作用をする微生物を総称して「プロバイオティクス」と言いますが、均一化されたプロバイオティクスでは未病は防げません。そもそも人によって腸の中にいる細菌の種類が違うのですから、ある人にとって理想的な乳酸菌でも、別な人にとって理想的であるとは限りません。

腸内環境を最適に保つには、「自分に合ったプロバイオティクス」を補うことが重要になります。

オーダーメイド乳酸菌免疫活性化療法

世界的に名高い免疫学専門家、台湾の許庭源博士が開発した「オーダーメイド乳酸菌免疫活性化療法」は、まさに自分にあったプロバイオティクスを優位に保つことで免疫を最適化する治療法です。

ある種の乳酸菌は、腸に届くと善玉菌を増やして腸内環境を改善し、免疫細胞活性を増強させるという働きがありますが、腸内フローラは人それぞれに異なるため、自身に合った乳酸菌を見つけることは、そう簡単なことではありません。

この療法の素晴らしさは、６００種類あるプロバイオティクスの中から6種類までしぼり込み、そこに採取した血液を先進的なバイオ技術で培養・反応させ、一人一人にとって「免疫機能をもっとも増強させる乳酸菌」や「炎症をもっとも抑制する乳酸菌」を選び出すことにあります。

オーダーメイド乳酸菌の具体的な効果は後ほど詳しく解説しますが、日本での窓口としてこの先進的な療法を実践し広めているのが江の島弁天クリニックです。

オーダーメイド免疫活性化療法は、採取した血液をプロバイオティクスと共培養した後、免疫力を活性化する指標の一つである「インターフェロンガンマ（ＩＦＮ－γ）」を上げると同時に、がん細胞による免疫抑制の指標となる「インターロイキン10（ＩＬ－10）」を下げる、すなわち

IFN－γ／IL－10の比率を最も高める乳酸菌を選び出します。

がん細胞によって免疫細胞が抑制されてしまうことについては第2章で述べましたが、IFN－γ／IL－10比を最も高める乳酸菌を選ぶことは、がん細胞による免疫細胞の抑制を回避しつつ、がん細胞に対する攻撃力を最も高めることになり、こうして厳選した乳酸菌を服用することで、がん細胞への攻撃力が2倍以上に高まることが確認されています。

もちろんがんに限らず、患者さんに最適な乳酸菌を投与することで免疫力がアップしたり、さらには自己免疫疾患やアレルギーなどの改善にも有効であることがわかってきました。

開発者である許先生の安禾クリニックには、「オーダーメイド乳酸菌免疫活性化療法」を求めて海外から多くの財界人、映画スター、政治家などが数多く訪れており、すでに他の免疫療法と合わせて、肺癌や腎臓癌、悪性リンパ腫などにおいては、ステージ4の患者さんの70～80％が生還するなど大きな効果をあげています。

従来の免疫療法と乳酸菌免疫活性化療法との違い

免疫細胞治療は、がん細胞が弱く患者さんの体力がまだあるうちに行うことがより効果的であり、手術で腫瘍を切除した後の再発・転移予防には、その力を発揮しやすいと考えられます。

というのも、先ほども述べましたが、がんが免疫細胞の働きを妨害することが近年の研究で明らかになっています。ステージが進行し免疫抑制の数値が高い状態では、がん細胞を攻撃する免疫細胞を戻してもその働きはブロックされ期待通りの効果が出ないということも考えられます。

従来の免疫療法と、オーダーメイド乳酸菌による免疫活性化療法の大きな違いは、後者が「がん細胞による免疫抑制状態を回避しつつ、がん細胞に対する攻撃力を最大限に高める」治療法であることです。

ただでさえ、がん患者さんは不安を抱えています。結果いかんでは、治療そのものがストレッサーとなり、さらに免疫を弱めてしまうという悪循環に陥ります。

これまで述べてきたように、単に「免疫力を上げたから病気は治る、防げる」というものではありません。「その人にとっての免疫力を最適化」することで、はじめて病気への抵抗力を高めることになるわけです。

オーダーメイド乳酸菌による治療事例・・・安禾クリニックより

①アレルギー性鼻炎治療経験

蔡　芳宜

「私は小さい時から喘息で、アレルギーにはずっと悩まされてきました。物心がついてから毎週、私はどこかの病院に連れて行かれ、注射や薬が当たり前になっており、いつも2種類の薬（ステロイドと気管支拡張剤）を持ち歩いていました。私が辛いだけでなく、両親も辛い思いをしました。

大学に進学した後、大病院で血液検査をしてはじめて、ダニアレルギーが原因の鼻炎だったことを知りました。それからは抗ヒスタミン剤を服用し始めましたが、症状は消えません。しかし薬を飲むのを止めると、症状はいっそう重くなりました。そんな時、友人から許医師のことを知り、許医師が開発したオーダーメイド乳酸菌療法を試してみることにしました。

パーソナライズされた乳酸菌を服用し始めてから、症状は大幅に改善し、現在では、冷房が効いた部屋に入ってもくしゃみをすることがありません。掃除の時にほこりが飛び散っても、問題ありません。ここでの治療はすでに1年余りに達しました。毎週3回の運動を続けること、牛乳や砂糖入りの飲料を飲まないことなど健康によい習慣作りに努め、健康作りに役立っています。」

②アトピー性皮膚炎症例

謝丞祐　6歳9ヵ月

丞祐くんは様々な病気に悩まされてきた子で、出生時から状況がひどく、全身が火傷を負ったように真っ赤で、彼をとりあげた医師も驚いたといいます。

出生後すぐに特別病室に移され、皮膚の移植が行われました。医師はさらにステロイドによる治療を始め、経口薬の服用と塗り薬を使いましたが、病状は好転しませんでした。

皮膚に水疱が生じ、黄色の滲出液が流れ出ることがありました。免疫力が弱くて感染症を起こしやすく、一旦感染すると非常に深刻な症状となり、数日間の入院が必要になることがしばしばで、お母さんの心配が絶えませんでした。

丞祐くんが3歳の時、お母さんは高雄医学大学で働いており、彼を高雄医学大学病院の皮膚科に連れていきました。診察した医師の見解がそれぞれ異なっていましたが、最終的にアトピー性皮膚炎と診断されました。

治療を受けても目立った変化は見られず、感染症で入院することがよくありました。重度の感染症にかかって長庚病院に入院した時には、免疫グロブリン欠損症が疑われ、何度も検査を行うことになり、お母さんには大変な負担でした。

丞祐くんが良くなるようにと情報を探すなか、許庭源医師がアレルギー性疾患の権威だと知りました。こうして許医師と安禾診療所のことを知った丞祐くんのお母さんは、ただちに息子を連れて診察を受けに来られたのです。

２０１５年５月にはじめて安禾診療所で受けた治療は、ステロイドを使用せず、簡単な抗アレルギー薬で皮膚の炎症反応を抑制するだけでした。

炎症が落ちついたところで次に実施した治療が、オーダーメイド乳酸菌を使って免疫系のバランスを保つことでした。

まず丞祐くんの血液を10ml採取し、白血球を分離してから様々なプロバイオティクスを配合し、マイクロバイオチップ技術でどの菌種が体内のインターフェロンガンマを最も増加させることができるかを分析し、その菌種を最もアレルギーに有効な菌種と特定しました。同時に脱感作療法も行い、少量のアレルゲンを皮下注射し、身体の交差抗体を生成し、アレルギー反応の発生を減らそうとしました。病状によっては漢方薬を処方しました。

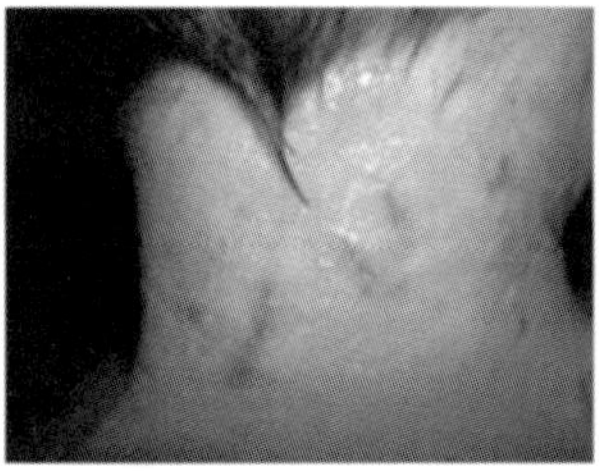
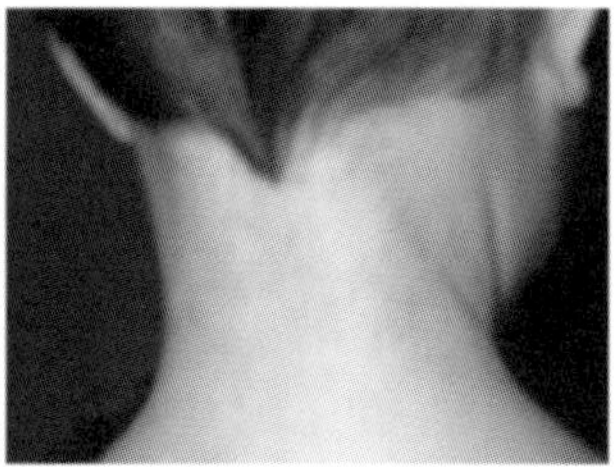
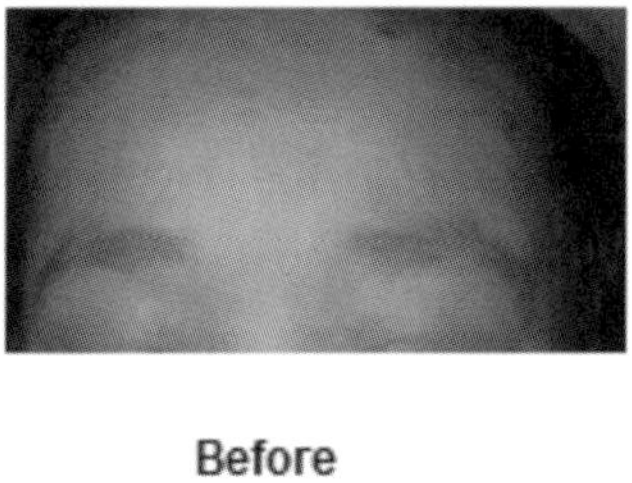
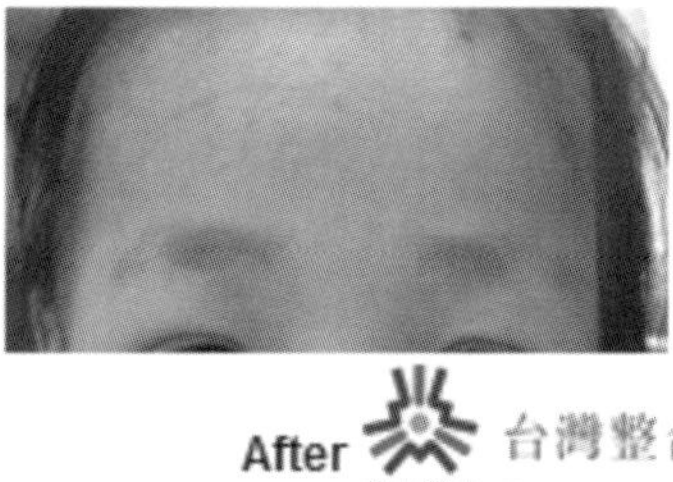

Before　After

オーダーメイド乳酸菌を用いた治療で、丞祐くんの状況は次第に良くなりました。まず、アトピー性皮膚炎の範囲が次第に縮小しました。以前は全身に症状が出ていましたが、現在ではごく一部に限定されています。症状が安定している期間も長くなり、また一時的に増悪しても直るまでの時間が短くなりました。胃腸の状態もよくなりました。さらには、感染症に対する抵抗力がつき、風邪を引くことが少なくなり、救急病棟に駆け込んで入院することがなくなり、丞祐くんのお母さんの負担が大幅に軽減されました。

乳酸菌免疫活性化療法　日本での取り組み

江の島弁天クリニックが実施している「オーダーメイド乳酸菌免疫活性化療法」は、台湾の安禾クリニックと完全提携して行っています。

これまでオーダーメイド乳酸菌治療を求めて安禾クリニックを訪れた患者数はおよそ5万人にのぼります。

疾病別ではアレルギー疾患、アトピーなどの皮膚疾患、がん、自己免疫系患者などで特にアレルギー疾患に対しては90％と高い有効率を示しています。

何度も述べたように、免疫力で大切なことはバランスです。病気を治すためには免疫力を高めることが重要ですが、西洋薬だけでは免疫のバランスを崩してしまいます。症状の改善を求めるには、薬物など化学的な治療で症状を抑えるのではなく、免疫をコントロールしながら最適化することが重要で、この点が従来の西洋医学と大きく異っています。

さらに、乳酸菌をパーソナライズド（個別化）している背景についてですが、腸内フローラは人それぞれ微妙に異なるため、その人に合ったものを投与することが重要になります。

例として、アレルギー性鼻炎の患者さんに対し、①パーソナライズドされたオーダーメイド乳酸菌と②一般の乳酸菌を使った比較調査では、①の場合、完治まで1ヶ月であったのに対して、②の場合、完治まで6か月かかった結果が出ています。（安禾健康管理センターにおける調査）

また、自己免疫系疾患の患者さんの臨床例でも、西洋薬とオーダーメイド乳酸菌の併用により著しく治療効果が上ると同時に副作用が抑えられることがわかり、「オーダーメイド乳酸菌免疫活性化療法」への期待は益々高まっています。

倍に増加します。
もともと患者さん本人の細胞を培養しただけなので、他の臓器や造血機能に影響を与えず、身体への負担が大変軽く、副作用もほとんどみられません。

2012年からCIK療法に取り組んでいる台湾の安禾健康管理センターの臨床例では、前述のオーダーメイド乳酸菌による免疫活性化療法と併用することで、肺がん、脳腫瘍、婦人科系がん、消化器系がんの中期・末期さらには転移性のがんにも高い効果を上げています。
CIK療法を受けた患者さんの予後は良く、2012年の治療開始以来、肺がん、腎臓がん、悪性リンパ腫においては、ステージ4の症例に対しても7割以上の奏功率を誇り、また再発したケースは現時点（2016年）までゼロだといいます。最近ではさらに樹状細胞（DC細胞）と組み合わせたDC－CIK療法を用いて、より一層の効果を上げているそうです。

具体的な治療の流れとしては、患者さんはクール毎に末梢血を1回だけ採取し、培養したCIK細胞を3回に渡り点滴で戻します。毎回の治療時間は約2時間で、治療の間隔は1日間。患者さんの身体への負担が軽いことから、治療期間中においても通常どおり仕事をしたり生活したりすることができることから、CIK療法への期待は高まっています。安禾クリニックと提携している江の島弁天クリニックでは、CIK療法やDC－CIK療法の将来的な導入も念頭におきながら、現在は同療法を希望される患者様には、台湾で治療を受けられるよう手配することが可能です。

今後注目の免疫療法「CIK 療法」

NK 療法に変わる免疫療法として以前から注目を集めているのが「サイトカイン誘導性キラー細胞（CIK）」による免疫療法です。

CIK 細胞は増殖が速い上、腫瘍殺傷の活性度が高く、腫瘍殺傷のスペクトルが広いことから、転移性の末期がんにも有効だという報告がなされています。

CIK 療法は、患者さんから採取した約 50 ml の血液から白血球を分離し、抗 CD3 モノクローナル抗体、インターロイキン－２及びインターフェロン－ガンマなどでリンパ球を活性化し拡大培養して得られる CIK 細胞を、患者さんの体内に再注入するというものです。わずか 14 日間の培養で、サイトカイン誘導性キラー細胞が約 200

CIK 療法の流れ

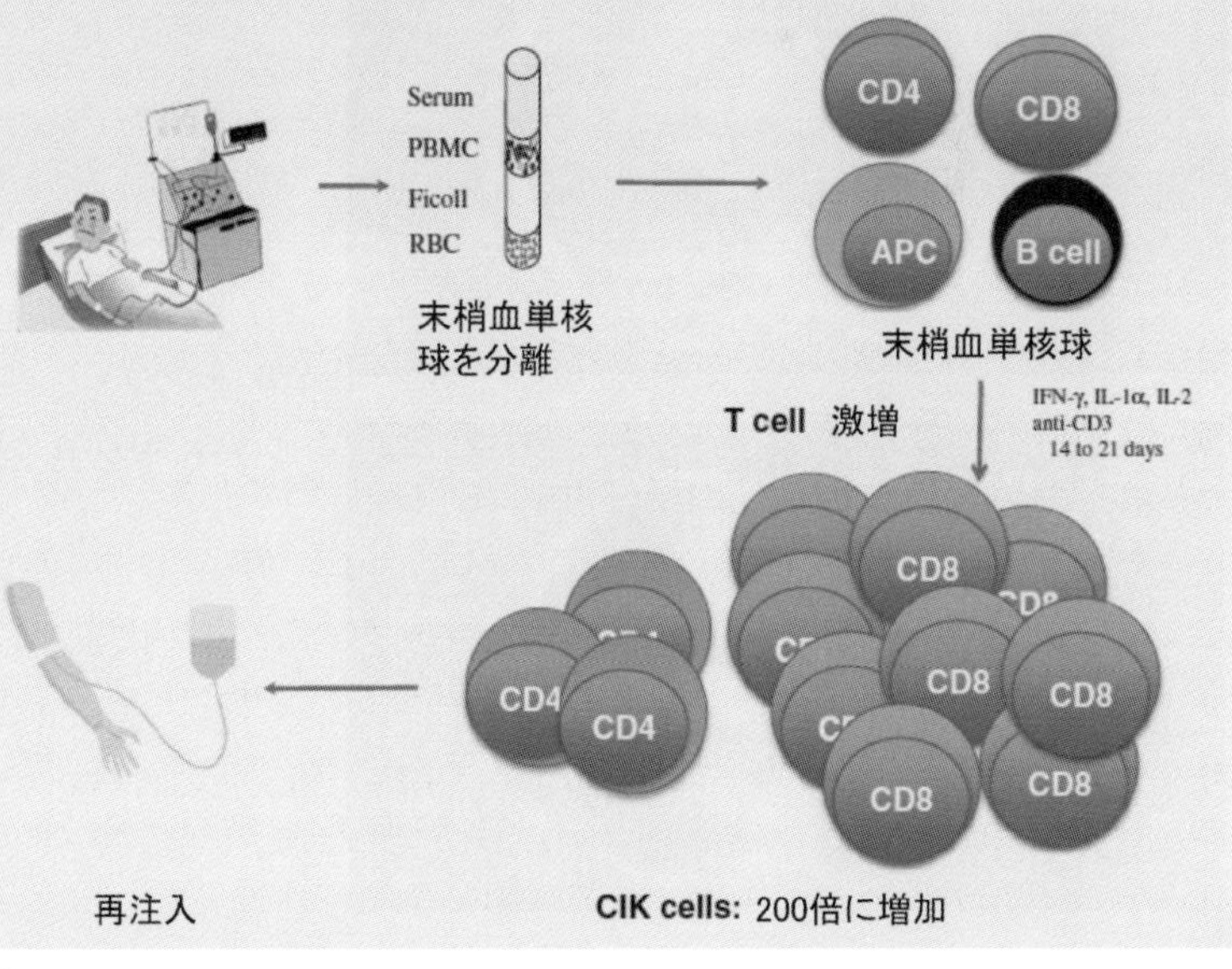

台湾における治療例　（安禾健康管理センターより）

症例　肺がんステージ4

李さん（男性）74歳
中国映画協会主席、2014年10月に肺癌第四期と診断され、脳および骨に転移。CIK療法を受け、合わせてオーダーメイド乳酸菌を服用。3ヵ月の治療を受け（2014年12月24日）、腫瘍が明らかに縮小した。4ヵ月月後（2015年2月25日）には完全に治癒し、すべての癌細胞が消えた。

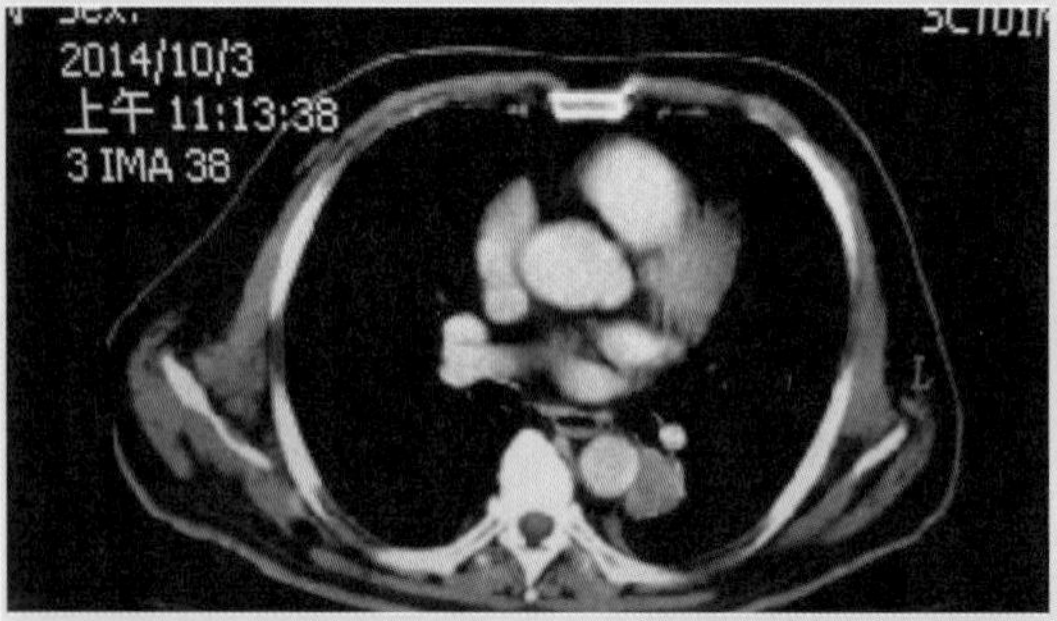

2014年12月24日

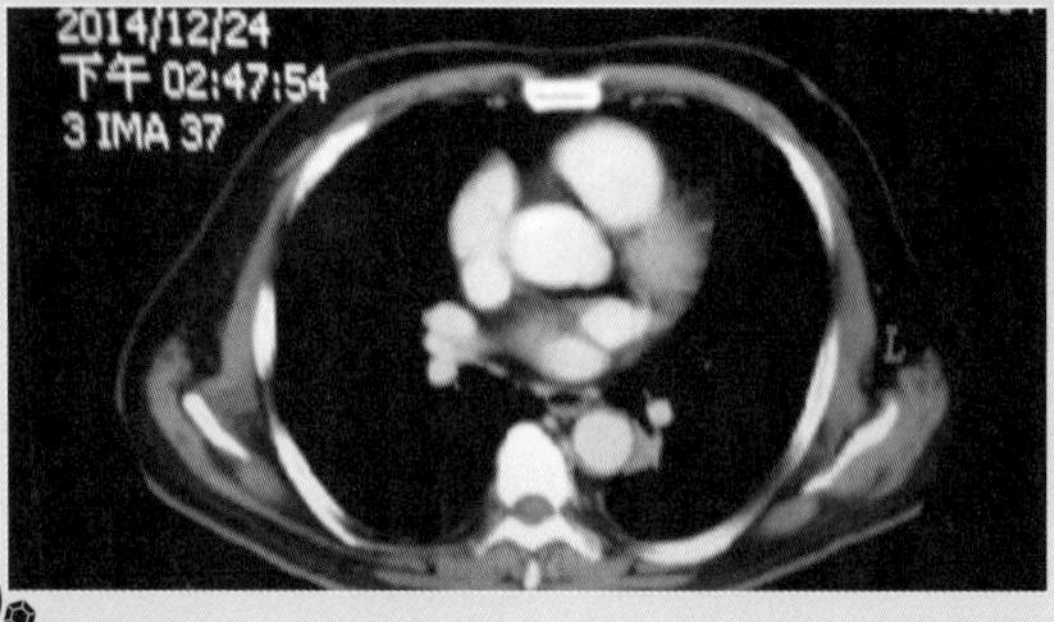

2015年2月25日

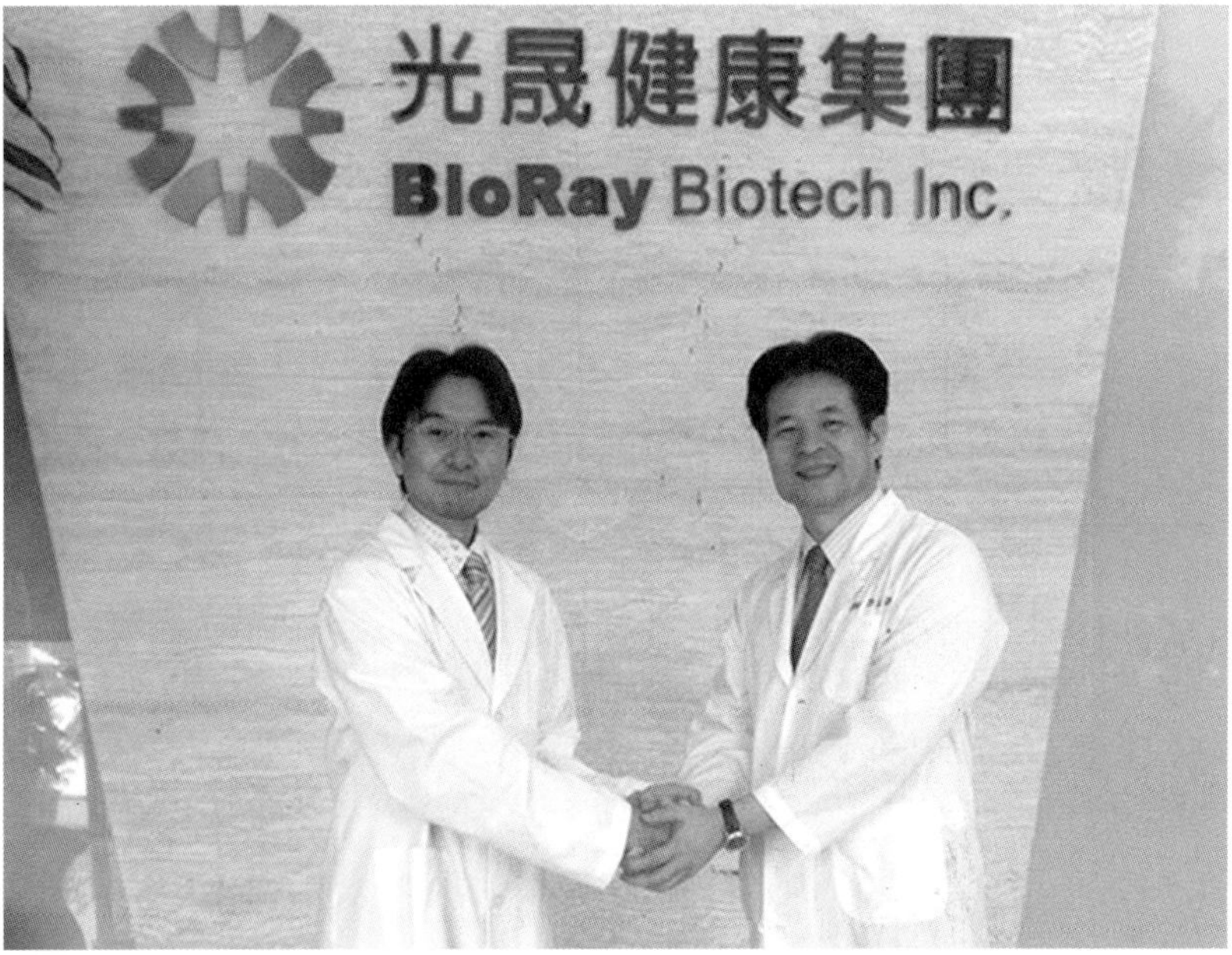

松村浩道医師（左）と 許庭源博士（右）

第6章　予防・治療効果を高める点滴療法

負担の少ないがん治療、点滴療法

がんはもはや、日本の国民病と言っていいでしょう。日本の標準的ながん治療は三大療法と呼ばれる「手術療法」「化学療法」「放射線療法」が主流ですが、がんに起因する死亡率は増加の一途をたどっているのが現状です。

治癒率の低さも気になるところですが、さらに気になるのが闘病中のQOL（生活の質）です。ひとたび治療が始まると、患者さんは身体的にも精神的にも苦痛を強いられます。

食欲不振や吐き気など、抗がん剤による副作用はよく知られるところですが、こうした副作用がストレッサーとなり、さらに免疫を低下させ患者さんから気力も体力も奪ってしまいます。

厚労省の調査では、国民の80％以上の人が標準治療以外の治療法を求めていることがわかっています。

こうした背景の中、副作用が極めて少ない治療法として関心が高まっているのが点滴療法です。米国ではすでに多くのクリニックで、動脈硬化症に対するキレーション点滴療法、パーキンソン病に対するグルタチオン点滴療法、がんに対する高濃度ビタミンC点滴療法など様々な点滴療法が行われています。

点滴療法は、さまざまな栄養素、ビタミン、ミネラル等の有効成分を静脈に投与する栄養療法としての側面も持ち、患者さんのQOLを下げることなく、長期に渡って治療を続けられることが大きな特徴です。こうしたことから、各種の点滴療法は優れた健康増進・アンチエイジングの手法としても知られています。

がんに限らず、病気の予防や老化防止、健康維持のためにはさまざまな条件がありますが、最適な栄養バランスを保つことは大切です。

慢性的な症状や老化の原因には、多くの場合、栄養の過不足が関係しています。足りない栄養素を補うためには、サプリメントを活用する手もありますが、経口で摂取するよりも吸収が早く、胃酸の影響を受けない分効果が高いのも点滴療法の特徴です。

ですが、点滴でこれらの栄養素を投与する真の目的は、単に栄養を補うという意味にとどまらず、栄養素の持つ薬理作用を発揮させるためです。例えば高濃度ビタミンCには、直接がん細胞をアポトーシス（自然な細胞死）に導いたり、体内の抗酸化力を高める、といった薬理作用が確認されています。

当院で行なっている点滴療法は、現在アメリカでがん治療として広く活用されている「高濃度ビタミンC点滴療法」および「オゾン療法」のほか、慢性疲労やストレス軽減に定評のある「マイヤーズカクテル」、動脈硬化症に対してエビデンスのある「キレーション療法」、抗酸化力が高くパーキンソン病などに用いられる「グルタチオン点滴療法」などを、患者さんの体調や病態、ご本人の希望に応じて組み合わせていくものです。

温泉との併用でより高い効果

数ある点滴療法の中でも高濃度ビタミンＣ点滴は、手術療法、化学療法、放射線療法とも相性が良く、緩和ケアのために併用される患者さんも増えています。

さらに点滴療法と温熱療法の併用はより高い効果を発揮すると考えられています。がん患者さんを含め、免疫が低下している方の多くは体温が36℃以下と低体温であることが多いのですが、一般に体温が１℃下がると免疫力は30％ほど低下してしまい、逆に体温が１℃上がると、免疫力は50～60％以上も向上すると言われています。

クリニックに併設されたスパ施設には、治療効果を高めるために温泉、サウナ、温泉プールなど温熱療法の設備を備えています。緩和ケアをされる方のみならず、積極的な健康増進、未病予防、アンチエイジングを望まれる方々に喜んでいただいています。

高濃度ビタミンCによる点滴療法

高濃度ビタミンCによる抗がん作用の研究は、古くはノーベル賞受賞者であるライナス・ポーリング博士らから始まり、現在ではアメリカ、カナダ、デンマークそして日本の大学病院でも進められています。

臨床例の多さからも、従来の補完代替医療とは一線を画する先端医療と言えるでしょう。「アスコルビン酸（ビタミンC）は選択的にがん細胞を殺す」という論文は多くの医療従事者に衝撃を与え、アメリカやカナダの医師らが高濃度ビタミンC点滴療法をがん患者に行うようになりました。

しかしその後、米国の有名な医療機関がビタミンCによるがんの治療効果を否定する論文を出しました。実はこの研究では、ビタミンCの投与方法が静脈投与ではなく経口投与だったため、十分な有効血中濃度を保てなかったことが後にわかりますが、影響力が強いグループの報告だったため、高濃度ビタミンC点滴療法を支持する医師は、一時期ほとんどいなくなってしまいました。

ですが、一部の医師や研究者たちの絶え間ない努力により、ビタミンCを点滴投与すると、同量のビタミンCを飲んだ時と比べて血中濃度が70倍まで上がることが後にわかり、がんに対する臨床的な効果と共に報告され、多くの医師に再評価されることになりました。現在では、日本国内でもこの治療を受ける患者さんの数は年々増加しています。

静脈から投与されたビタミンCは、体内に入ると過酸化水素を生成しますが、正常な細胞はカタラーゼという酵素が過酸化水素を中和するので影響を受けません。

一方、がん細胞の多くはカタラーゼを持たないため、過酸化水素を中和できずにダメージを受けて破壊されてしまいます。ビタミンCは高濃度になると栄養素ではなく、天然の抗がん剤として働きます。

最初は12・5gのビタミンCから点滴を始め、25g、50gと増量します。血液中のビタミンC濃度を測定し、ビタミンCの理想的な投与量を決定します。典型的な例では週に2回の点滴で6ヶ月間継続、その後の経過が良ければ週1回を6ヶ月、さらに2週に1回を1年間、その後は月に1回行います。

ビタミンCの量と点滴頻度は病状によって変えていきます。なお、この治療を続けることで免疫システムの増強、がん性疼痛の軽減、食欲の改善や体力の回復が期待できます。

高濃度ビタミンCによって発生する過酸化水素は酸化ストレスになりますが、それによって体内の抗酸化力が惹起されるため、定期的に投与することで高い抗酸化力が獲得されます。がん治療だけでなく、病気の予防、疲労回復やアンチエイジングにも大変効果的です。

高濃度ビタミンC点滴の治療効果

・抗酸化作用

若々しく健康でいるためには、体のサビを防ぐこと＝「抗酸化」が重要です。細胞を攻撃する活性酸素から守り、体の酸化を防ぎます。

・疲労回復効果

ビタミン剤の経口内服に比べ血中濃度を効率よく高めるため、すみやかに疲労倦怠感を回復させる効果があります。また、日々のストレスの積み重ねで発生する活性酸素を抑え、抗酸化力を高めることで、ストレスに対応できるからだをつくります。

・免疫力の向上

体内のウイルスや病原菌を排除する白血球の機能を強化して免疫力をアップします。

・**がん予防**

がん予防にもビタミンCが注目されています。超高濃度ではがん細胞を殺しますが、高濃度では抗酸化作用によりがん細胞の発生を抑えます。

・**歯周病治療・対策**

歯周病を始めとした歯科治療領域でも治療効果が期待できます。

美容効果

・**美白**

シミの大敵である、メラニン色素を抑制します。

・ハリ、弾力

ビタミンCは、コラーゲンやエラスチンなど、肌の弾力のもとを増やしハリのある肌をつくります。

・保湿

水分を強力に挟みこむセラミドの生成を促し、みずみずしいお肌にします。

・ニキビやお肌のトラブルの改善

余分な皮脂の分泌をおさえ、きれいな毛穴を保つことでニキビを予防したり、抗炎症作用で様々なお肌のトラブルを改善します。

オゾン療法の効能

オゾン療法とは、100〜200ccの自分の血液に医療用オゾンガスを注入・反応させ、酸素濃度が上がった鮮やかな赤色の血液を再び体内へ戻すことで、体内の末梢にまでに酸素を行き渡らせ、また、強力な抗酸化力惹起作用や抗炎症作用により、病気の治療や健康増進、アンチエイジングに用いられる療法です。

ドイツで1957年にオゾン発生器が開発されて以来、ヨーロッパでは広く認知されてきた治療法で、古くはエリザベス女王の母君「クイーンマム」が、老化予防のために定期的に受けられていたことでも話題になりました。

医療用オゾンを用い、血液をオゾン化させることにより、「体内の酸素化」「免疫機能の向上」「細胞の活性化」などの効果がみられ、ヨーロッパでは比較的一般的な治療ですが、日本でオゾン療法を受けられる医療機関はまだあまりありません。

リウマチなどの自己免疫疾患や、がん、B型C型などのウイルス性肝炎、狭心症や心筋梗塞など虚血性心疾患にオゾン療法が治療として行われている他、アトピー性皮膚炎などアレルギー性疾患や、抑うつなどのメンタル疾患にも適応されています。また、アンチエイジング等にも優れた効果が認められています。

マイヤーズカクテルの効能

米国のマイヤーズ医師によって開発された点滴療法がマイヤーズカクテルです。必須栄養素であるビタミンやミネラルをはじめ、複数の電解質を含む成分を配合し、疲労回復やアンチエイジング、喘息症状や慢性疼痛など、幅広い疾患に効果を発揮します。

マイヤーズカクテルは欧米化した現代人の食生活や、ストレスの多いライフスタイルで不足しがちな栄養素、ビタミンＢ1、Ｂ2、Ｂ3、Ｂ5、Ｂ6、Ｂ12、ビタミンＣ、マグネシウムなどを患者さんの体調や目的に応じて点滴投与する方法です。

身体の中にもともと存在する栄養素を大量にバランス良く投与することで、人間本来の治癒力を高める、自然療法に近い、身体に優しい治療法であることが特徴です。

ビタミンＢ群は新陳代謝を促す効果があり、ビタミンＣには細胞の保護や免疫力を高める、血圧を下げるなどの効果が期待できます。

マルチビタミンなどのサプリメントに比べて、マイヤーズカクテルは直接静脈内に注入するため、体内への吸収が早く、より高い効果が実感できます。

ビタミン、ミネラルが持つ抗酸化力が、レジリエンスプログラムやオーダーメイド乳酸菌で活性化した免疫機能をサポートし、より効果の高いものにします。

第7章　漢方サプリメント療法

西洋薬と漢方薬の違い

西洋薬も漢方薬も患者さんの症状に応じて処方されますが、一番大きな違いは、西洋薬は病名に応じた薬を選ぶのに対し、漢方薬は患者さんの体質を診て決めるという点です。西洋薬は症状を抑えることに重点を置いているので、速くて強い効果が現われます。

一方、漢方薬は病気そのものではなく、病態の原因を整えたり、体質を改善することを目的としているため、効果は比較的マイルドで時間もかかることがあります。

このように、漢方薬と西洋薬には異なった特徴があるため、どちらが良い、悪いではなく、個々のケースに応じた使い方が大切になります。

東洋医学では、人の身体は「気・血・水」の3つで構成されていると考えます。「気」は、人の身体に流れている不可視のエネルギーのようなもので、中医学の概念における「気」には、各臓腑の機能や活動を示す「肝気」「心気」「脾気」「肺気」「腎気」などの具体的な意味があります。

そして「血」は、全身の組織や器官に栄養を運んだり滋潤する生理作用を持ち、西洋医学で言うところの「血液」と「血管」に相当します。「水」は、中医学では「津液」ともいい、血液以外の正常な水分の総称です。

漢方の考え方では、この3つが停滞することなく全身を巡り、バランスが保たれている状態が健康であり、気・血・水のいずれかが過不足になっていたり、機能が滞っている状態は「未病」と診断されます。

この概念はホメオスタシスとよく似ており、気血水のバランスと循環が良好ならば、新陳代謝や免疫機能が十分に働いて、自然治癒力によって病気の原因に対して抵抗力を十分に発揮できると考えるわけです。

フィトケミカルの力を活かす、漢方サプリメント

オーダーメイド・メディスンで取入れている漢方療法は、従来の漢方の考え方に、フィトケミカルを採り入れた漢方サプリメントがベースとなっています。

「健康のために野菜を食べなさい」とよく言われますが、これは誰もが子供の頃から何度も聞かされてきた言葉ではないでしょうか。大人になっても、健康と美容のために野菜を食べましょうと言われます。

このように、生涯に渡って私たちが「野菜を食べるべきだ」と言われるのは、野菜＝植物だけが持つとても重要な栄養素があるからで、それが「フィトケミカル」と呼ばれる成分です。

植物にはビタミンやミネラル、ポリフェノールといった栄養成分はもちろん、紫外線のダメージをやわらげたり、新陳代謝を上げげたりする成分も含まれています。植物は、私たち人間の想像をは

なりません。

るかに超える、過酷で厳しい環境に耐えながら、自分自身の能力だけで発芽・成長を遂げなければなりません。

そのため、進化の過程で生き残りをかけ、いわば強い「生命力成分」を体内で合成できるようになったのです。他の生き物から栄養を補う術を持っていない植物は、水分と太陽の光と二酸化炭素だけで、自分の身を守らなければなりません。

そのためには、さまざまな環境や外敵から身を守るための自己防衛機能を持つ必要があり、その機能性成分がフィトケミカルと呼ばれているものです。

フィトケミカルは植物にしか含まれず、人間を含む動物たちは体内で合成することができません。ですから、私たちは健康と美容のために野菜、果物を食べる必要があるわけです。

普段の食事からは摂りきれないフィトケミカルの機能性成分をサプリメントにしたのが、漢方サプリメントです。自然の生薬数種を配合し、疾病別、悩み別に応じて摂ることで、その人に足りない栄養素、摂るべき栄養素を補完していきます。いわば西洋薬と漢方薬の間に位置するサプリメントで、それぞれの良いところを合わせ持っていると言えるでしょう。

目的別漢方サプリメント・・・安禾健康管理センター提供

疲労回復や滋養強壮に「金虫草」

抗炎症作用を持つコルジセピンや抗酸化作用をもつSOD、免疫を活性化するβグルカンなどの有効成分を豊富に含む冬虫夏草は、補完・代替治療でも大いに活用されています。

この冬虫夏草と同じ成分を含有するだけでなく、コルジセピンの含有量においては冬虫夏草を凌ぐことがわかったのが、虫草菌の一種サナギダケです。近年では、中国をはじめ日本や韓国において、冬虫夏草以上に注目を集めている漢方成分です。

天然のサナギタケは中国では古くから滋養強壮剤として知られ、効能については中国の『新華本草綱要（１９８８）』の中に「味甘、性平、肺・腎を益し、精を添え、髄を補い、血を止め、痰を化す」と記されています。

「金虫草」は、天然のサナギタケから菌種を取りだし、独自の製法で培養した虫草パウダーを配合した漢方サプリメントです。無菌で培養された虫草は、コルジセピン、βグルカン、その他ミネラル類・アミノ酸が豊富に含まれており、中でも抗炎症や抗腫瘍作用を持つコルジセピンは野生種の約27倍と言われています。

金虫草の特徴

中国、台湾、日本で特許を取得。中国では冬虫夏草と同様の薬理作用を持つと認定されています。

金虫草は次のような症状が気になる方へお薦めしています。

・疲労がなかなかとれない方
・精力をつけたい方
・風邪を引きやすい方
・がんや生活習慣病が気になる方

人工培養の虫草と野生の冬虫夏草の有効成分分析

	虫草酸(mg/kg)	コルジセピン(mg/kg)	虫草多糖(%)	蛋白質(%)	セレン(Se)(mg/kg)
人工虫草	9.18×10^4	2.09×10^4	9.9	39.37	0.080
多虫夏草	9.95×10^4	＜20	6.0	24.91	0.073

台湾・安禾健康管理センターの臨床研究では、金虫草による疲労回復機能が認めら、金虫草エキスの服用でラットの遊泳時間が25%増加したことが確認されています。

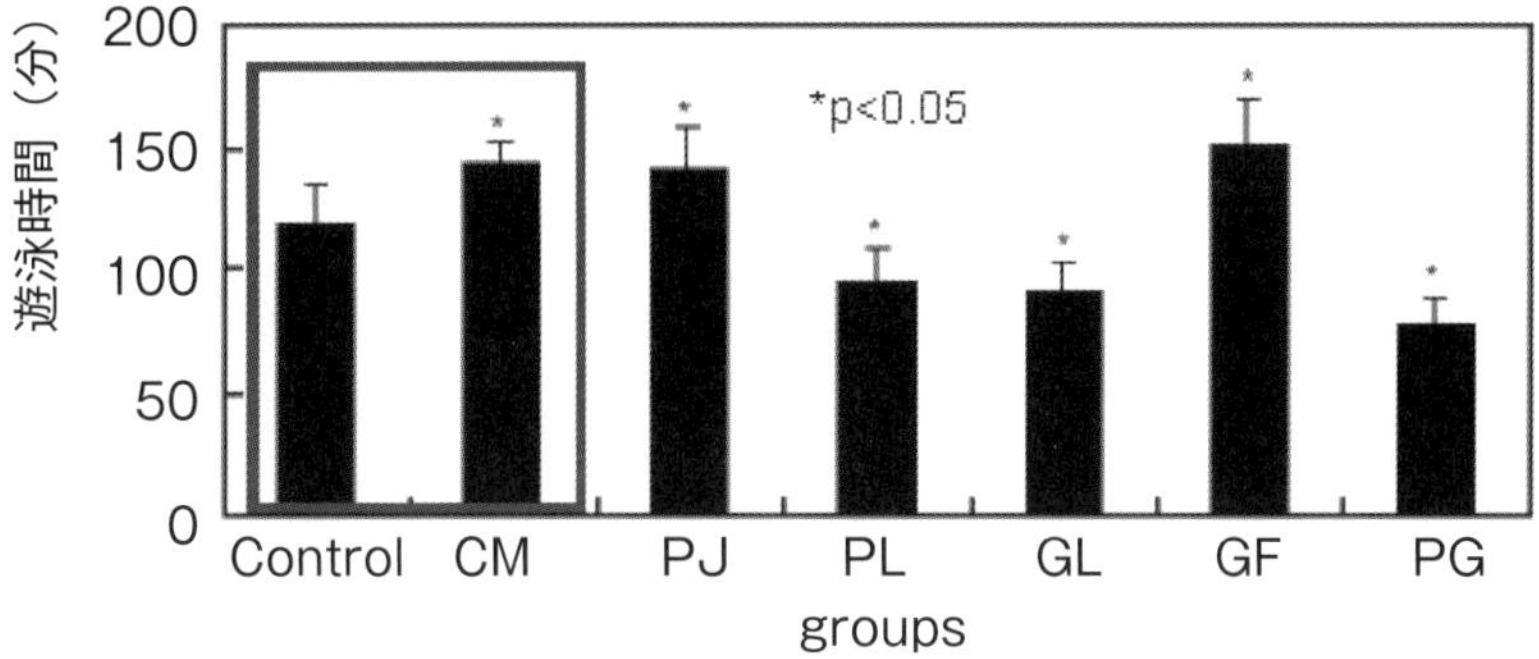

CM, Cordyceps militaris

500mg/kg per day in a volume of 250L for 4weeks

Journal of Ethnopharmacology 93(2004)75-81

虫草エキスにはインフルエンザウイルスの複製を抑制する効果

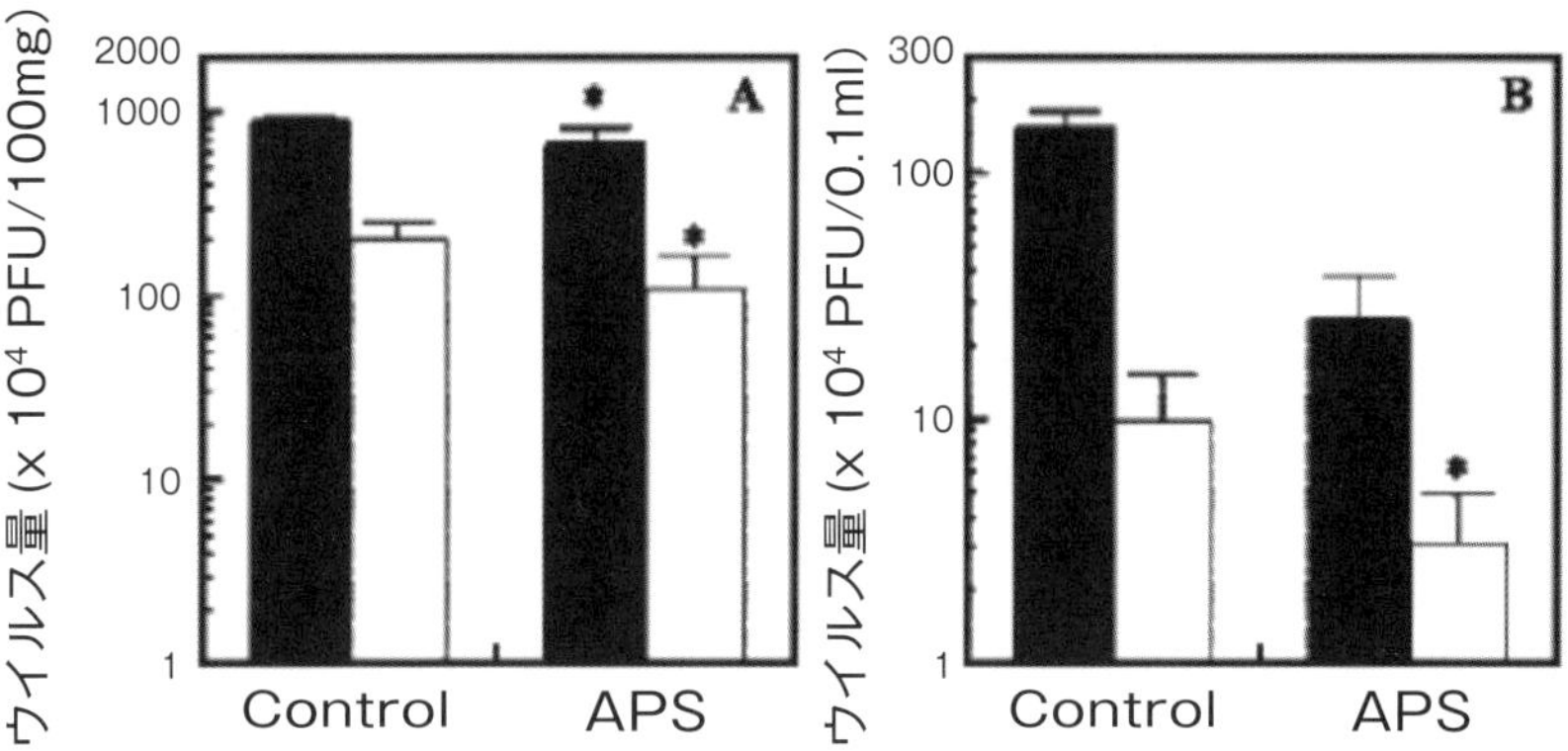

虫草エキスの抽出液は肺 (A) と肺泡洗浄液 (B) のウイルス量を抑制できました。

有害物質を排出する「Ｎｅｔ－ｃａｒｂｏｎ」

私たちの身体は、体内に入ってしまった水銀、重金属などの有害ミネラルを体外に排出させる「解毒能力」を持っています。ですが、大気や海洋の環境汚染、食品添加物など毎日のように有害物質を取り込んでしまうと、処理しきれなくなり、やがて体内に蓄積されていきます。

病気ではないけれども「疲れやすい」「眠れない」「便秘がち」「痩せない」「慢性的な頭痛」などの症状がある場合は、もしかしたら有害ミネラルや重金属が溜まっているのかもしれません。

有害物質を溜めたままにしておくと、やがては肝臓や腎臓の機能を低下させ病気を引き起こす原因にもなります。

ホメオスタシスの維持のためにも、有害物質はしっかり除去することが大切です。

解毒の方法には、キレーション療法、酵素断食など様々ありますが、最も効率的で手軽な方法の一つに「Ｎｅｔ－ｃａｒｂｏｎ」の摂取があります。

主な材料は竹炭ですが、竹炭は昔から、大気の浄化や水の浄化能力に優れていることで知られていました。「Ｎｅｔ－ｃａｒｂｏｎ」はこの竹炭の特徴に着目し、腸内の浄化を目的にしたサプリメントです。前述のリーキーガット症候群（ＬＧＳ）も、化学物質や有害重金属が腸に作用した結果引き起こされることがありますので、腸内のデトックスは重要です。

毎日摂取することで、日常の健康管理に加えて、毒素によって引き起こされる身体の不調を防ぐことができ、肝臓、腎臓の負担を軽減し、慢性疲労の除去、大腸がんの予防にも役立つ可能性があります。

Net－carbonの特徴

1　腸内に蓄積した環境ホルモン、有害重金属汚染、加工食品の防腐剤、添加物、果物や野菜の残留農薬、低分子細菌毒素など、竹炭が吸着し、排出します。

2　胃や小腸では溶解しない特殊な加工を施したカプセルに入っているため、胃、小腸での食物の消化と吸収に影響を与えず、また他

竹炭の吸着効果

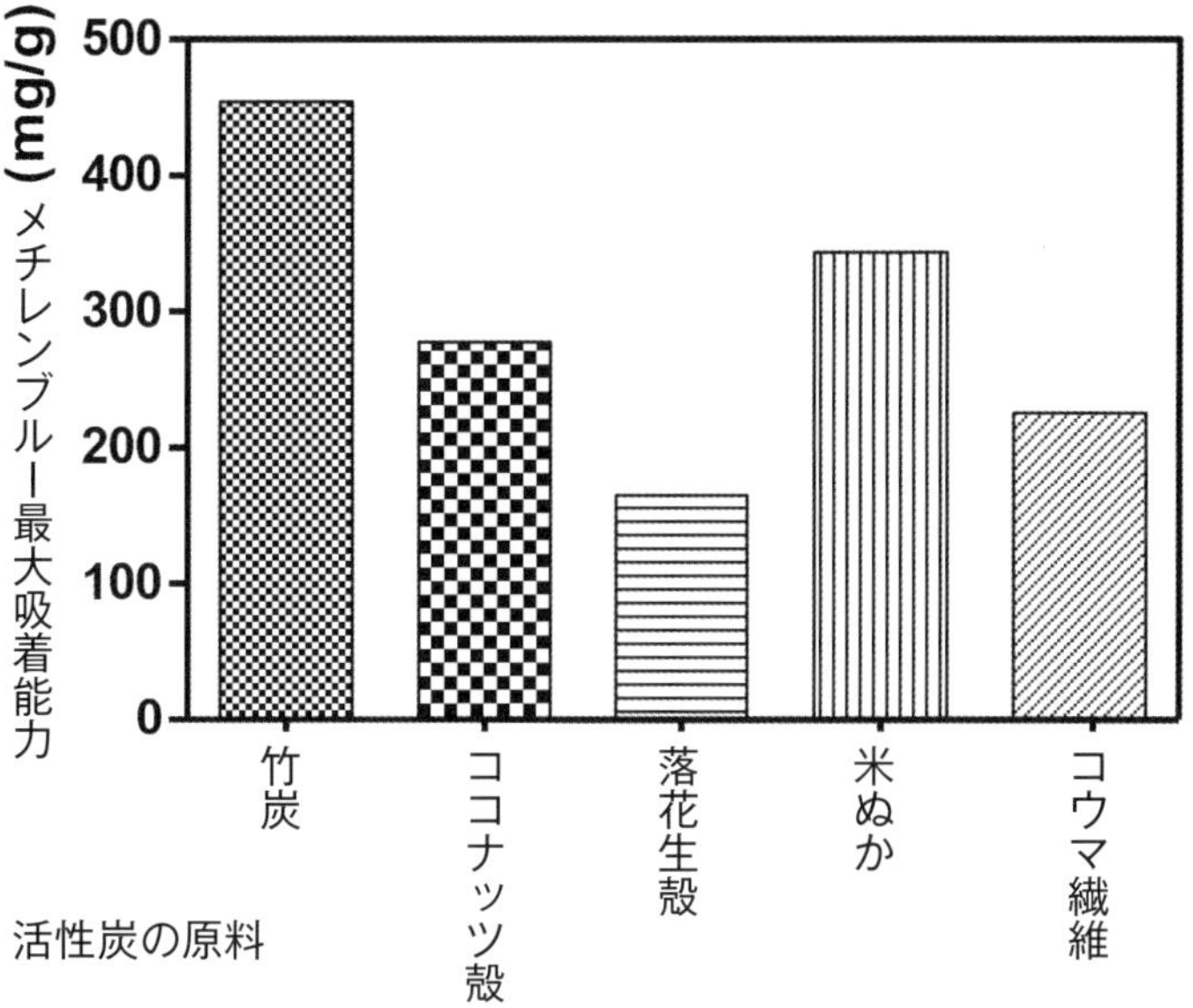

の薬物の吸収にも影響を及ぼさないことから、毎日摂取できるサプリメントとして利用できます。

3　Ｎｅｔ－ｃａｒｂｏｎは胃や小腸を通過し、毒素が最も多い大腸にターゲットを絞ることができるため、毒素の吸収効率が高まります。

【Ｎｅｔ－ｃａｒｂｏｎ原料】

原料は、台湾産の４～６年のモウソウチク（孟宗竹）で、日本の三浦の黒炭窯技術で１０００～１３００度の高温で炭化させて生成するもので、１００kgのモウソウチクから25kgの竹炭ができます。モウソウチクの炭は吸着力が非常に強く、遠赤外線を放射し、豊富なミネラルを含むなどの特性があると同時に、重金属の汚染がなく、サプリメントの原料として適しています。

次のような症状が気になる方にお薦めしています。

・慢性疲労　　・夜眠れない
・集中力不足　・筋肉のこわばりや痛み
・慢性頭痛　　・便秘　　・痩せにくい

筋肉疲労、痛風に「カルノシン」

カルノシンは、アラニンとＬヒスチジンで構成されたアミノ酸ジペプチドのことで、骨格筋や心筋、神経組織や脳に見られます。

高速で海洋を回遊するカツオやマグロの体内には、ジペプチド（アンセリン・カルノシン）が多く含まれることが知られています。

近年の研究では、このジペプチドが体内の酸性成分を速やかに中和し、尿酸の蓄積を減らすことが明らかにされ、さらに動物実験でも、カツオに由来するジペプチドが、キサンチンオキシダーゼの活性化を抑制し、尿酸値を下げ痛風の発生率を減らすという結果が出ています。

このようにジプペチドの働きが解明されるにつけ、時速１００㎞で泳ぐ大型回遊魚が不眠不休で長距離を泳ぎ続けることができるのは、カルノシンのおかげではないかと考えられるようになりました。

過度の飲酒や疲労が原因で、体内に乳酸が蓄積されると、乳酸が分解されず尿が酸化し、尿酸が溶けにくくなり血中に尿酸が溜まっていき、やがては痛風や高尿酸血症を引き起こしてしまいます。

漢方サプリメント「カルノシン」は、カツオ由来のアンセリン・カルノシンで乳酸を代謝する『ＬＤＨ（乳酸脱水素酵素）』の量を増やし、体内で生成された乳酸の代謝を促進し、尿酸の体外への排出を助けます。

尿酸値が気になる方は、カルノシンを積極的に摂ることで痛風や高尿酸血症、腎臓の機能低下を防ぐことが可能です。

カツオエキスの尿酸低下の仕組み

●尿酸の生成が多すぎないよう抑制

再利用酵素と呼ばれる『ＨＰＲＴ（ヒポキサンチン－グアニンホスホリボシルトランスフェラーゼ）』の酵素量を増やしてプリン体の分解を進め、尿酸過多を予防します。

●過剰になった尿酸の体外排出を促し、尿酸値を引き下げます。

カツオエキス摂取開始から７日後、尿酸量が34%減少

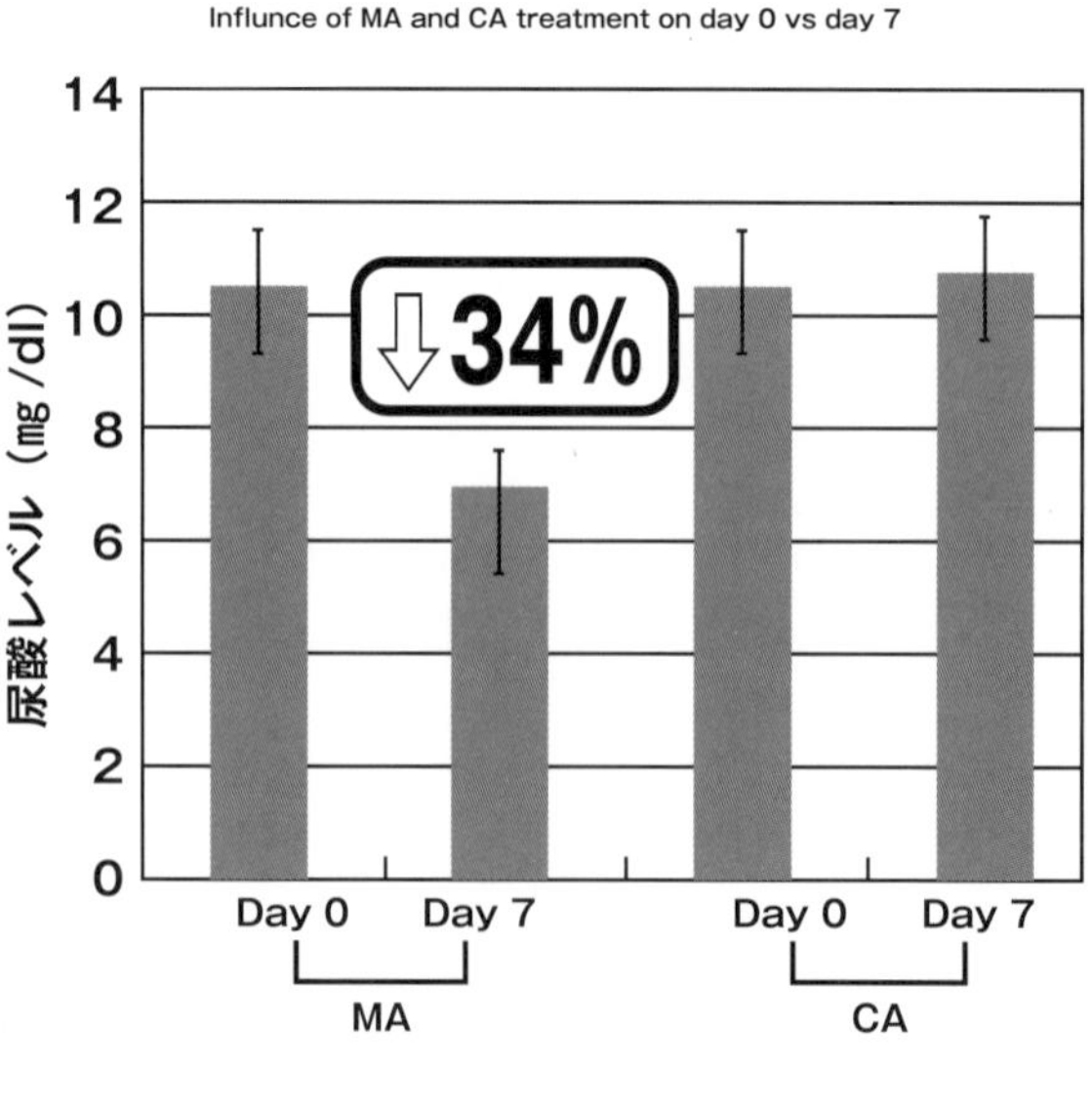

漢方サプリ「カルノシン」は次のような症状が気になる方にお薦めしています。

・痛風が気になる方
・生活習慣病を予防したい方
・お酒やカロリーの高い食べ物が好きな方
・スポーツをする方

コレステロール、血圧が高めの方に「モナコリン」

紅麹、発酵黒ニンニクを主成分とする漢方サプリメントが「モナコリン」です。中国では古来より、紅麹は消化を助け、血の巡りを良くし、内臓を強くする漢方薬として利用されてきました。

その効能は1999年に米国の臨床栄養学会誌でも報告されており、高コレステロールの患者83人を対象に8週間連続で毎日、紅麹2.4gを服用したところ、総コレステロール、LDL、TGが下がったとの臨床結果が得られたと発表されています。

さらに興味深いことに、モナコリンKの構造はコレステロールを下げる薬で知られる「ロバスタチン」と類似していることがわかりました。

また、もう一つの成分である発酵黒ニンニクについては、長時間熟成させることにより、強力な抗酸化作用と抗がん作用を持つ「S―アリルシステイン」が、白ニンニクの約4倍に増加することがわかっています。

さらに、動脈硬化を防ぎ健康維持に欠かせないポリフェノールやフラボノイドなどの抗酸化物質が、数倍から数十倍に増加するという報告もあります。

モナコリンの特徴

●紅麹に含まれるモナコリンKがHMG―CoA酵素に作用し、肝臓で作られるコレステロールをコントロールします。

●日本の特許製法により、65℃以下の温度と湿度の制御のもとで30日間発酵、30日間乾燥させた高品質な発酵黒ニンニクを配合。サプリメントの原料になるまで2ヶ月かけてニンニクに含まれる有効成分を増やしています。

注意点

●成分中のモナコリンKは薬効が強いので、摂取する際は必ず医師の指示に従って下さい。

●感染症、肝臓病、外科手術を受けた方(血流を促進する効果が高く、血が止まりにくくなる可能性がある為)、妊娠中の方などは摂取できません。

漢方サプリ「モナコリン」は次のような症状が気になる方にお薦めしています。
・血圧が高めの方
・脂質異常症の方(コレステロール、中性脂肪の値が高い方)
・物忘れが気になりだした方

血糖値、糖尿が気になる方に「Ｉｎｓｕ－Ｐｒｏ」

苦瓜、バナバリーフ、ラクトバチルス(乳酸菌)が主成分のＩｎｓｕ－Ｐｒｏ。日常的に摂取することで血糖値をコントロールします。

バナバリーフは、米国ではダイエットハーブとして親しまれ、外食や甘い物が止められない、食欲をコントロールできないという方に支持されています。バナバの葉に含まれるコロソリン酸が糖分やデンプン質の吸収を抑え、血糖値の急上昇を防ぎます。

また、ゴーヤとして知られる苦瓜は、ビタミンCをはじめミネラルが豊富で抗酸化力が強く、健康増進やアンチエイジングに役立ちます。

さらに、近年では抗酸化力の他にも、皮に含まれる苦み成分「モモルデシン」や「チャランチン」が血糖値を下げることがわかってきました。台湾の臨床試験では、血糖値への有効率は86・67％という結果も出ています。

この他にも善玉菌ラクトバチルス配合で腸内環境を整え免疫力を高めながら、糖尿病の発症リスクを軽減します。

漢方サプリ「Ｉｎｓｕ-Ｐｒｏ」は次のような症状が気になる方にお薦めしています。

・糖尿病
・耐糖能異常
・肥満

台湾における動物実験

苦瓜エキスが糖尿病ラットの膵臓の島細胞を修復し、
インスリンを正常に分泌させたことが確認されました。

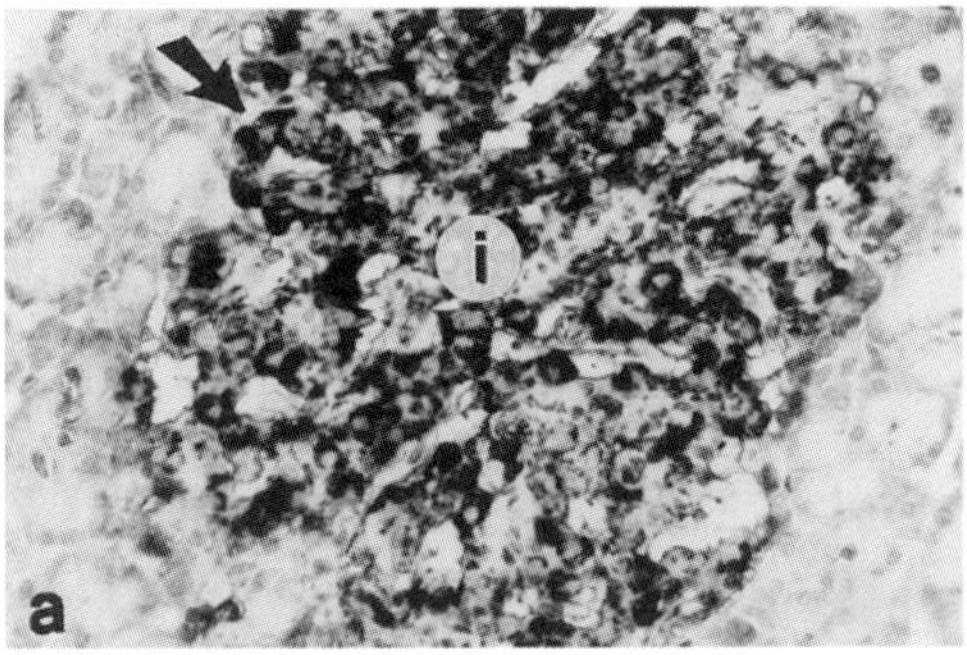

正常なラットの膵臓細胞

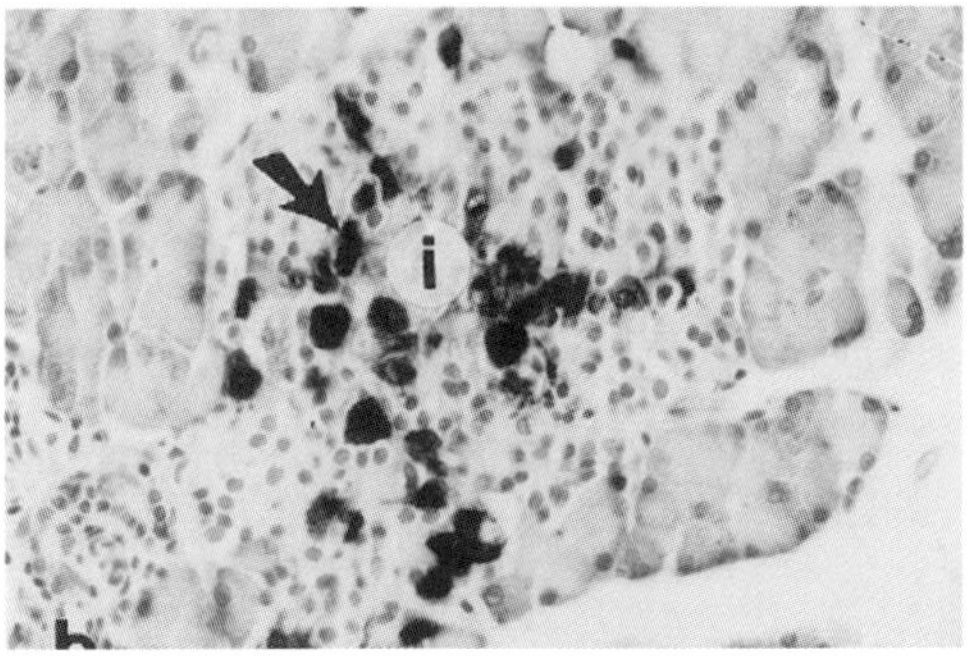

糖尿病のラットの膵臓細胞

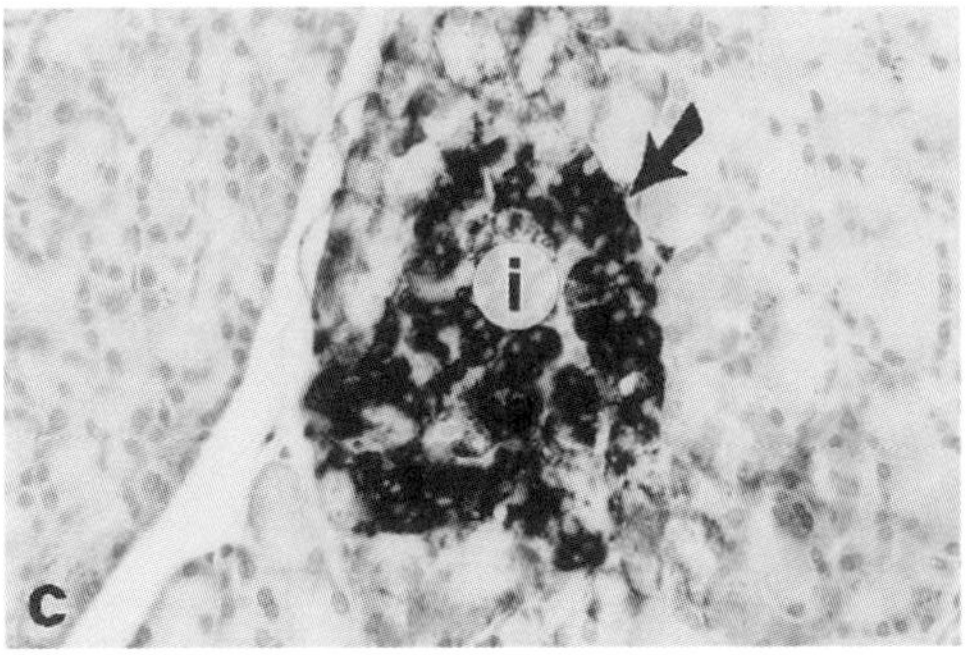

苦瓜エキスを１０週間投与したラットの膵臓細胞

※画像の中の「i」マークはインスリンを表しているもので、ラットの膵島細胞（ランゲルハンス島）がインスリンを分泌していることを示しています。

関節痛などを緩和する「Ｊｏｉｎｔ－Ｌａｃ」

関節痛の原因には様々ありますが、代表的なものとして軟骨の擦り減りと関節リウマチが挙げられます。軟骨の擦り減りは加齢からくるのが一般的で、誰にでも起こり得るごく普通の症状と言えますが、やっかいなのは「関節リウマチ」です。

関節リウマチは、大関節に炎症が起こり痛みや腫れが続き、時間をかけて全身の関節に炎症が広がり、やがて骨や軟骨を破壊してしまいます。発生のメカニズムは解明されていませんが、何らかの理由で自身の免疫が、軟骨中にあるII型コラーゲンを異物と見なし攻撃することから起きる自己免疫疾患と考えられています。

コラーゲンは一般的に肌の若さを保つイメージがありますが、コラーゲンにはI型、II型、III型など20種類以上の型があり、体の部位により存在するコラーゲンの型が異なります。この中で軟骨に多く存在するのがII型コラーゲンです。関節の擦り減りや関節リウマチの改善に、非変性II型コラーゲンの摂取が有効であると考えられています。

「Ｊｏｉｎｔ－Ｌａｃ」は、乳酸菌、非変性II型コラーゲン、グルコサミンを主成分とするサプリメントです。乳酸菌で異常をきたした免疫システムを正常に戻し、非変性II型コラーゲンやグルコサミンを補うことで関節の炎症を緩和し、改善をサポートするのが目的です。

Ｊｏｉｎｔ－Ｌａｃの特徴

・ラクトバチルス・ロイテリ菌

炎症反応をやわらげ、腸内環境を整え免疫をコントロールします。

・非変性II型コラーゲン

標的組織に向け部位特異的に運ばれ、炎症反応をやわらげながら、軟骨組織の侵食を抑えます。

・アセチルグルコサミン

本成分が持つ保水力で関節の動きを滑らかにし、衝撃を吸収し、軟骨を安定化させます。

Ｊｏｉｎｔ－Ｌａｃは次のような症状が気になる方へお薦めしています。

・慢性的に膝やヒジに痛みがある
・関節炎で悩んでいる
・関節リウマチで悩んでいる

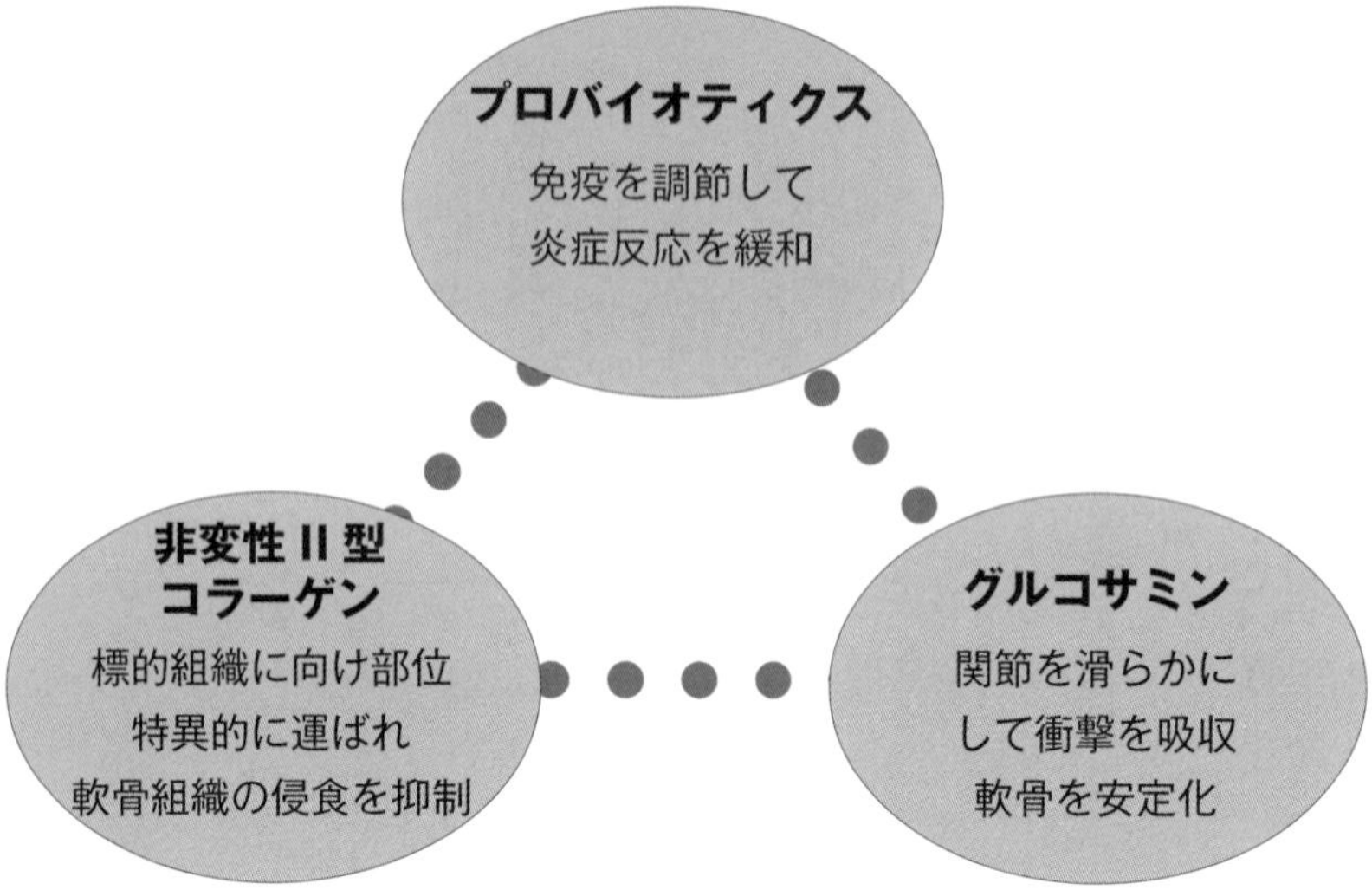

79 人の RA 患者を 3 グループに分ける

（各グループとも NSAIDs+DMARD+Steroid を服用しつつ
「Joint-Lac」を摂取した治験）

→ 第 1 グループ：プラセボ（偽薬）
→ 第 2 グループ：30mg（Joint-Lac）
→ 第 3 グループ：100mg（Joint-Lac）
120 日間連続で服用

関節の膨脹と IgG の変化

	プラセボ	30mg	100mg
腫脹した関節数（関節）	1.6 ± 2.7	- 1.2 ± 3.7	-3.3 ± 5.9
赤血球沈降値 (mm/hr)	11.6 ± 40.8	-6.8 ± 30.4	-6.9 ± 34.9

第8章　補完代替療法を活用したスパセラピー

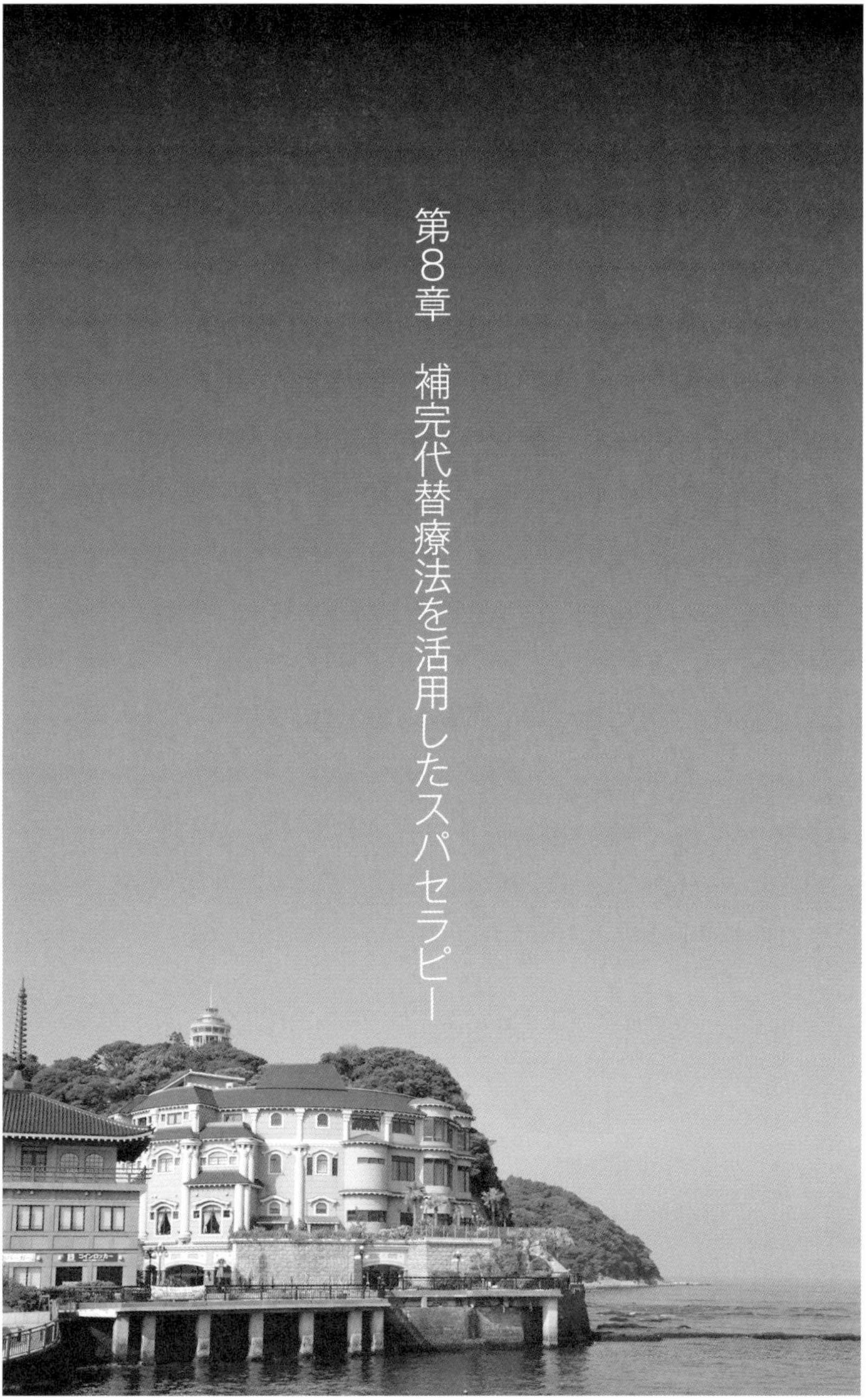

現代の湯治場

日本人にとって温泉は特別な存在です。古くから温泉には病を癒す力があると考えられ、日本人の心の拠り所にもなってきました。現代においても、西洋医学で病気が治らない場合に、温泉を活用した湯治に救いを求める方がいらっしゃいます。このように、何となく健康に良いと信じられてきた温泉の効能・効果は、戦後日本温泉気候物理医学会の主導により、科学的な検証が進められてきました。

また、温泉の持つ心理的な効果についても、様々な心理指標を用いた調査が行われ、温泉療法にはリラクセーション効果があることはもちろん、抑うつ傾向を改善する効果があることなどが実証されています。

日本でスパというと温泉やプールの整ったリラクゼーション型の施設を指しますが、世界的には自然・伝統療法を用いて心と体を癒す施術やサービスと定義されています。

近年スパ施設は、健康志向を高め、ウエルネススパやメディカルスパとして発展しており、日本国内での代表的な事例が神奈川県江の島にあります。

島内にある江の島弁天クリニックでは、併設された厚生労働省認定の温泉利用型健康増進施設「江の島アイランドスパ（えのすぱ）」と提携し、天然温泉による温泉療法を含む包括的な取り組みを行なっています。

クリニックとスパ施設が連携し、病気の方には医療・療養サービスを、健康な方には未病に備えた、健康寿命を増進させるサービスが提供されています。

クリニックで、未病をいち早く見つけ出す先進的な検査を行った後、温泉療法、運動療法、食事療法、手技療法、気候療法の五つのテーマの補完代替療法に関する利用方法がアドバイスされ、個々の自然治癒力を最大限に高める取り組みが行われています。

江の島は海風や砂浜、森林や起伏のある地形など豊かな自然環境に恵まれ、気候療法の観点からは申し分のない環境にあります。

オーダーメイドのプログラム作成

5つの補完代替療法（温泉・運動・食事・手技・気候の各療法）

健康管理、未病対策のためには、脳と腸からの医学的なアプローチに加えて、日常生活やスパ施設を活用して補完代替療法の面からもアプローチを行うことで、更に治療・療養効果を高めることが可能です。

日常生活で、運動（療法）、食事（療法）、入浴（温泉療法）を取り入れることは可能ですが、スパ施設において、気候療法・手技療法や本格的な温泉療法により、身体機能や自律神経のバランスを整え、免疫系や内分泌系の安定が促されるので、日常生活では得ることが出来ない治療・療養効果が得られます。

具体的な利用方法に関しては、クリニックでメディカルチェックを行ったうえで、医師の監修のもと看護師、心理カウンセラー、健康運動指導士、インストラクター等の連携により、個々の体力、年齢、健康状態を踏まえた健康管理や未病への対応に関するアドバイスを受けます。

1　温泉療法の利用方法

温泉の医学的作用には、物理作用、化学作用、生体調整作用があります。今回紹介している江の島アイランドスパの天然温泉は、ナトリウム塩化物強塩泉という泉質で、海水の約2倍のミネラル分を含んでいます。高濃度のミネラル成分は、皮膚表面を膜のように覆うことで、物理作用として非常に優れた保温・保湿効果を発揮します。このためナトリウム塩化物強塩泉は別名「熱の湯」と呼ばれ、一般的に免疫力を高める効果があることに加えて、関節リウマチや変形性関節症など、筋骨格系の痛みに対して効果が高いことが知られています。

近年多くの温浴施設に取り入れられている高濃度炭酸泉は、末梢血管拡張作用があり、血液循環の改善効果が高いことわかっています。高血圧や小動脈閉塞、微少循環障害などに適応され、炭酸泉は別名「心臓の湯」ともいわれます。

尚、温泉成分毎の適応に関して、温泉法第18条第1項の適応症や禁忌事項が平成26年7月1日に改正され、成分毎の適応症に変更があるので、各温泉の利用に際しては新しい適応症を参照してください。

泉質別適応症

鉱泉分析法指針（平成 26 年改訂）

掲示用泉質	浴用	飲用
単純温泉	自律神経不安定症、不眠症、うつ状態	—
塩化物泉	きりきず、末梢循環障害、冷え性、うつ状態、皮膚乾燥症	萎縮性胃炎、便秘
炭酸水素塩泉	きりきず、末梢循環障害、冷え性、皮膚乾燥症	胃十二指腸潰瘍、逆流性食道炎、耐糖能異常（糖尿病）、高尿酸血症（痛風）
硫酸塩泉	塩化物泉に同じ	胆道系機能障害、高コレステロール血症、便秘
二酸化炭素泉	きりきず、末梢循環障害、冷え性、自律神経不安定症	胃腸機能低下
含鉄泉	—	鉄欠乏性貧血
酸性泉	アトピー性皮膚炎、尋常性乾癬、耐糖能異常（糖尿病）、表皮化膿症	—
含よう素泉	—	高コレステロール血症
硫黄泉	アトピー性皮膚炎、尋常性乾癬、慢性湿疹、表皮化膿症（硫化水素型については、末梢循環障害を加える）	耐糖能異常（糖尿病）、高コレステロール血症
放射能泉	高尿酸血症（痛風）、関節リウマチ、強直性脊椎炎など	—
上記のうち二つ以上に該当する場合	該当するすべての適応症	該当するすべての適応症

2　運動療法の利用方法

健康維持・増進はもちろん、高血圧症や糖尿病、脂質異常症などの生活習慣病の改善における運動の効果が医学的に次々に解明され、運動療法やスポーツ医学の重要性が益々高まってきています。中でも水中運動は、水が持つ「浮力」「水圧」「抵抗」「水温」の四つの特徴を活かし、陸上トレーニングとは異なる効果を発揮します。

・水中運動

水中運動の発祥は古く、ヨーロッパ貴族への、精神疾患や肢体不自由の治療からはじまりました。水中での運動は、水温・水圧等による自律神経への働きかけや、高いリラックス効果により、通常の陸上での運動やストレッチでは得ることができない治療効果があり、前述の疾患に対して機能の回復を図ってきました。その後水中運動は、幅広い慢性疾患に対して適応されるようになり、さらに近年では、目的別に体系化されるとともに、有酸素運動（エアロビクス）と融合し、アクアビクスとして広く展開しています。

日本では、水中運動トレーナー養成の第一人者である、アクアダイナミック研究所の今野純所長が、太極拳や気功の動作を取り入れた水中運動「アイチ」を開発し、世界的に評価されています。

水中運動と温泉療法の違いに関しては、温泉療法は、一般的に温泉の成分による治療・療養が主で、水中運動では主に運動機能の改善や、心肺機能の強化を目的としています。

水中では、水の浮力（陸上の十分の一）により、足首、膝、股関節などへの負担が軽くなることで、安全にトレーニングできる上、自律神経の安定や肥満の解消も同時に図られます。

また、水中での運動は体の深部の筋肉にも作用するので、体感的には楽ですが、陸上にいる時よりもエネルギー消費量が多く、動作のスピードの調節だけで負荷を自由自在に変えられるので、ストレッチから本格的な筋肉トレーニングまで幅広い対応が可能です。

そのために、膝などの関節に負荷がかけられない人や、体重が多めの人、腰痛などの問題を抱えている人には、水中での運動が適しています。

水の中では転倒によるケガなどの心配がありませんから、リハビリ目的の方から、高齢の方、更には野球やサッカー選手といったトップアスリートまで、目的に応じた運動ができます。

・フロア（陸上）運動

フロア（陸上）運動には、マシンジム等を使うプログラムと、トレーナーの指導による運動プログラム、トレッキングやランニング等のプログラムがあります。

目的に合わせて、プログラム内容、運動強度や最適な心拍数を医師と相談の上で設定し、適切な負荷を掛けて継続して取り組むことが重要です。

又、事前事後に温浴やプールで体を温めたりほぐした後に、陸上の運動プログラムを行うことで、相乗効果が期待できます。

特にストレッチを目的としている場合、温泉やプールと合わせて利用することは、体や心の緊張を緩め、ストレスからも解放されることで、心身共にバランスを整えることができます。

・ストレッチ

からだの歪みは様々な疾病の原因となります。歪みを改善するには、健康運動指導士等に歪みの状況を測定してもらい、ストレッチ運動や手技により改善を図ります。効果的な運動の1つにストレッチポールがあります。筋肉と関節を緩め本来の骨格の状態に整えることができます。

歪みの改善には、手技療法との組み合わせも効果的です。測定されたデータを元に、マッサージ師等の施術者により、筋肉と骨格のバランス調整を図ります。姿勢が整うことで、腰痛や肩こりの改善がみられるほか、美容面ではデコルテラインの美しさやバストアップにもつながります。

また、お風呂やプールで浮力を利用して緊張を緩めたり、通常使う筋肉と違う部位の筋肉を使う水中運動の併用も効果的です。

・ヨガ

ヨガはインドの伝統医学アーユルベーダの1領域で、インドでは専門医により、生薬を含有するオイルを利用したマッサージや食事療法、その他の治療と組み合わせた処方がされています。

腹式呼吸を促すヨガは、深い呼吸により全身に血を巡らせ自律神経を整え、心身の緊張をほぐし代謝を活発にします。緊張（ストレス）の緩和は免疫力の回復につながり、定期的に行うことで、血行不良からくる冷えや腰痛、肩こり、頭痛などの慢性的な症状の緩和に役立ちます。

3　食事療法の利用方法

　脳腸相関による未病対策を図る上で、腸内環境を整える為の食事療法は大変重要な要素です。予防医学や未病の分野でもフードセラピー（食事療法、栄養療法）に対して研究が進み、多くの方が食事に対する見直しを始め、普段の食事の改善や、適切な健康食品やサプリメントの摂取により、肥満や糖尿病、高血圧等の生活習慣病の予防や体質の改善を図るようになってきました。

　食事療法を進めるに当たっては、遺伝子分析を行うことが有効です。

　遺伝子検査からは、食行動や摂るべき栄養素など様々な情報が得られます。また自身が持つ遺伝情報を知ることで、皮下脂肪や内臓脂肪のつきやすさ、基礎代謝量の違い、さらには炭水化物（糖質）や脂質の代謝能力を知ることができ、自分にとって最適なダイエット方法を見つけることができます。

　この他にも、痩せやすい体質、筋肉が衰えやすい傾向も分かるので、食事や運動の内容を体質に合わせていくことで、健康管理、体質改善につなげられます。

　病気の予防を考える上で、ミネラルバランスを図ることも大切で、中でも体内の代謝に関わる葉酸の過不足は非常に重要です。代謝の過程には、葉酸（1日当たり約400μg）と葉酸を活性葉酸にするための酵素やビタミン（B6やB12）が必要ですが、これらの量や活性度が低いと代謝が進まず、動脈硬化や高血圧、認知症、骨折のリスクが高まると言われています。

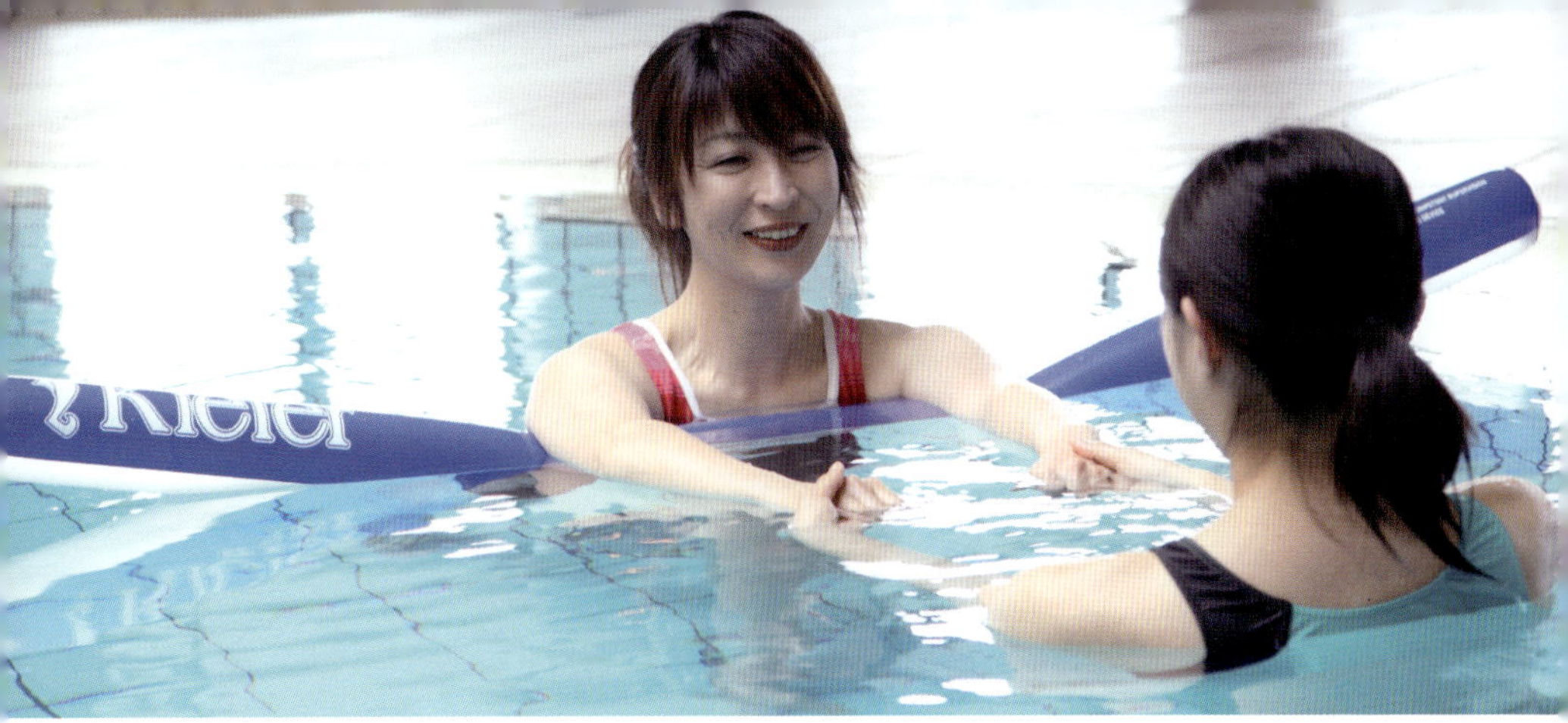

遺伝子検査では、葉酸不足に陥りやすい体質かどうかの判断ができ、この情報に基づき食材やサプリメントを選ぶことが、未病への備えへとつながります。

運動に関わる遺伝子では、速筋の割合が高く瞬発力系種目に適しているか、遅筋の割合が高く持久力系種目に適しているか、その中間型かの分析ができるため、効率の良い運動を選ぶ目安となるでしょう。

さらには、お酒の強さも分かります。遺伝子分析でアルコールの分解能力（エタノールを分解しアセトアルデヒドを生成する過程と、アセトアルデヒドを分解して酢酸を生成する過程）の2つの能力を知ることで、適正な飲酒量を把握し、無理のない飲酒を心がけることができます。なお、通常行われる遺伝子分析は、利用者が属する集団的な傾向を見ており、利用者個人の疾病発症リスクをみているわけではないことに注意してください。

日本古来の伝統食には、風土や気候に合わせた最適な食材や調理法が備わっています。東洋医学的な発想である〝医食同源〟をもとに、「風土（地場産の新鮮な食材）」「風味（漢方にも使われるスパイスやハーブの使用）」「風景（雰囲気や窓外に広がる景色）」といった食事にまつわる要素も吟

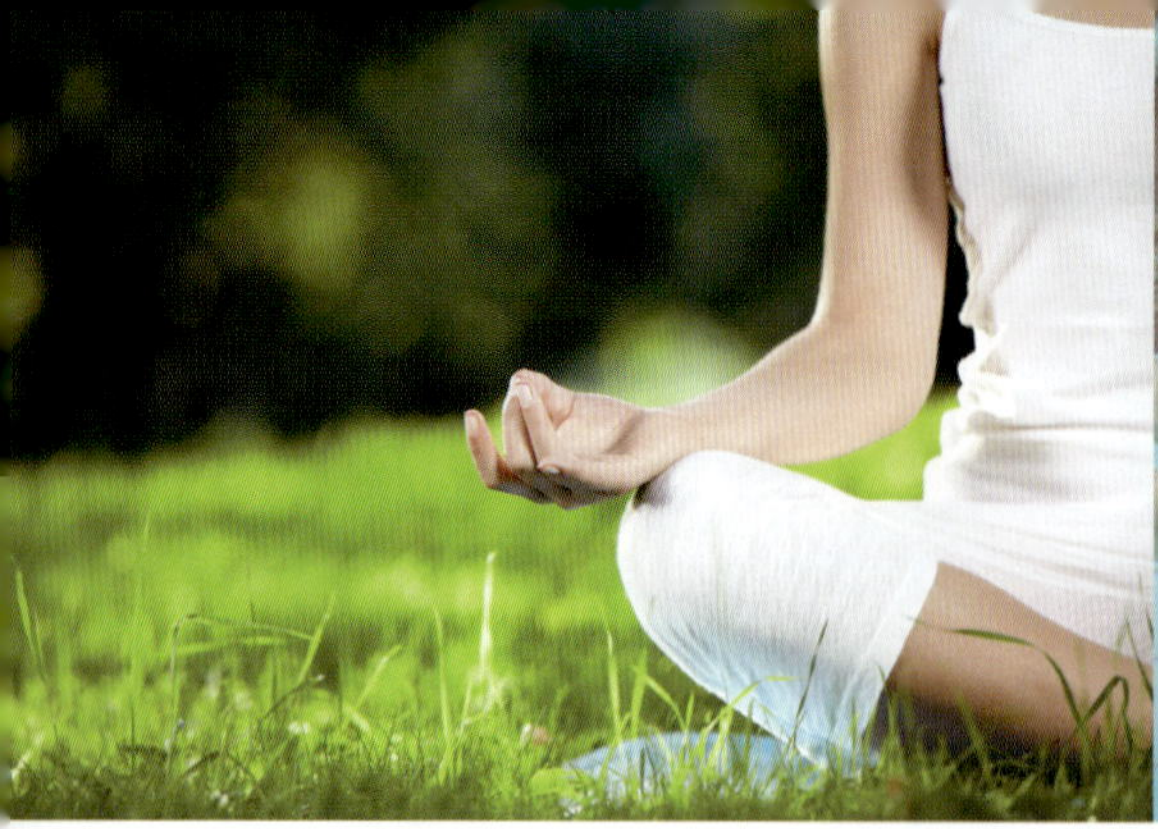

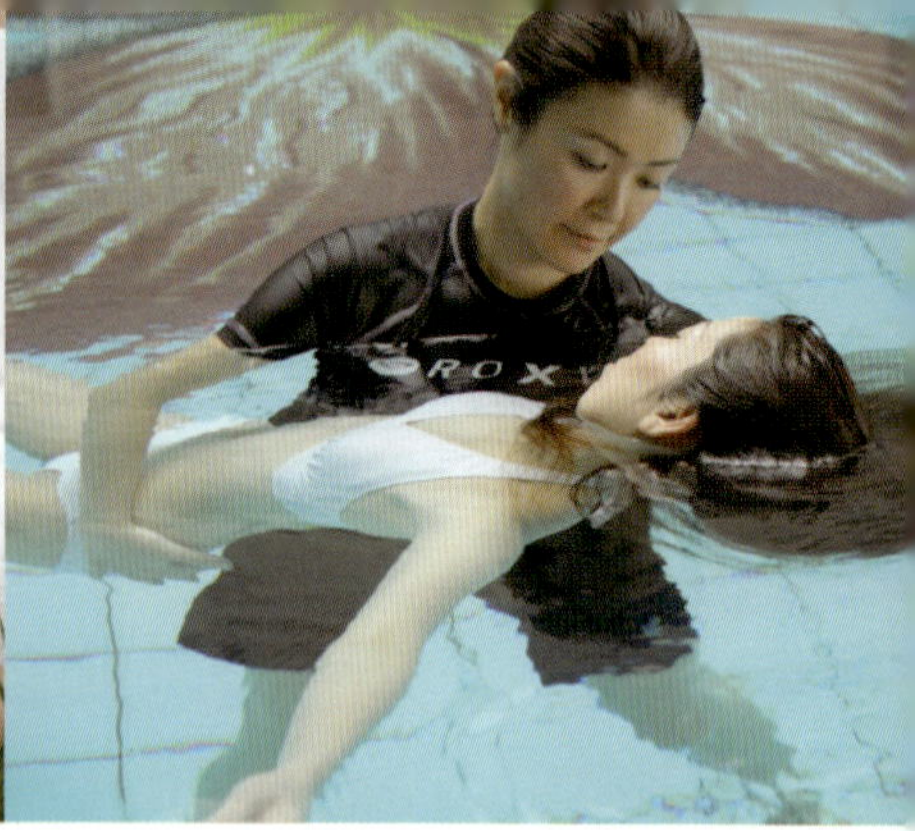

味しながら、生活習慣病などの予防を図る食生活を送ることが大切です。

4　手技療法の利用方法

手技療法は、現代医学が発達する以前から、疾病を予防する技法として世界各地で発達してきました。現在、国内では、国家資格の必要な施術として、あん摩マッサージ、指圧、鍼灸、柔道整復、民間資格の施術では、カイロプラティック、アロマテラピー、整体や足裏マッサージ等がよく利用されています。効果としては、血液やリンパの流れを促進し、新陳代謝の促進、疲労回復や筋肉や体をリラックスさせる等の他に、疼痛の軽減、精神の安定などがあげられます。

手技療法の種類

・筋骨格系の改善・柔道整復・カイロプラクティック

筋骨格系の改善では、柔道整復師による施術があります。骨・関節・筋・腱・

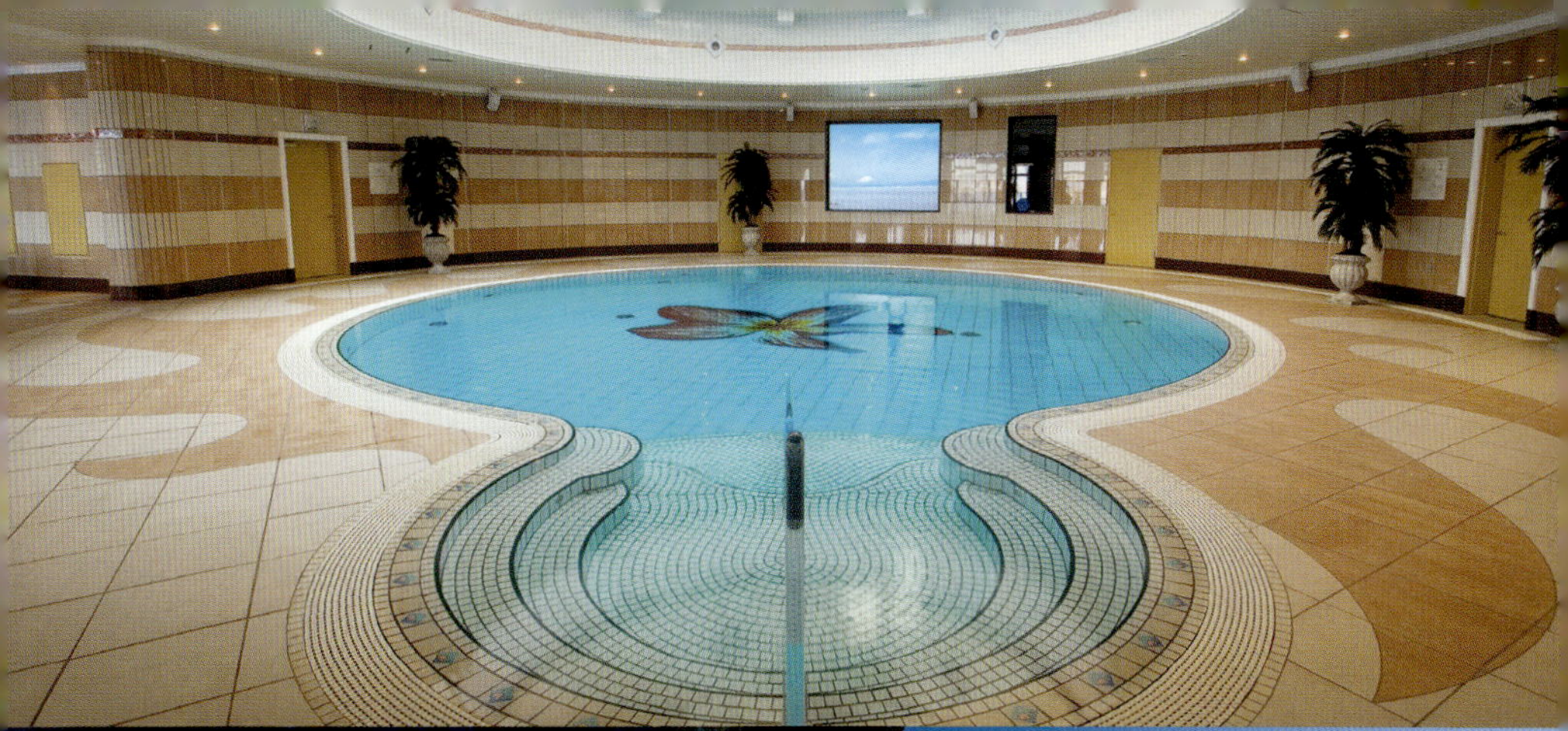

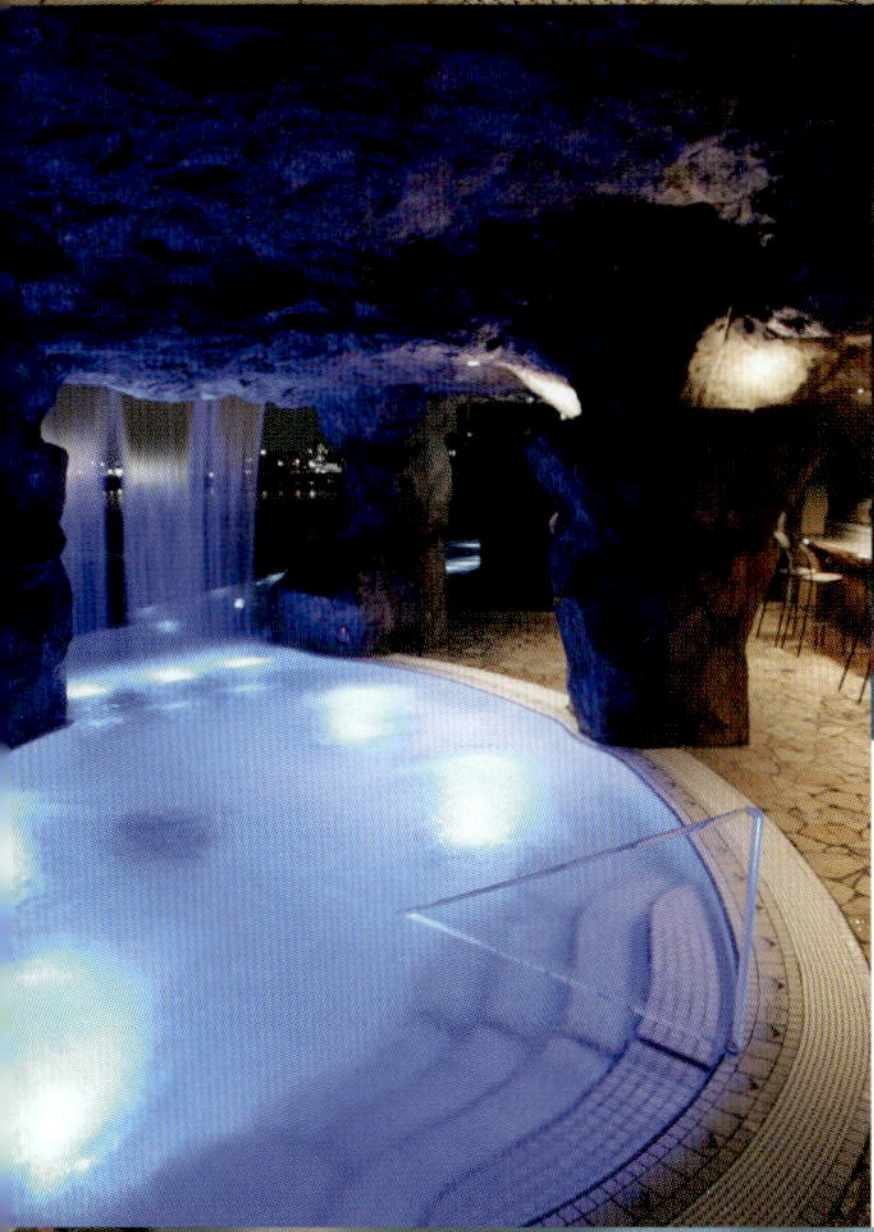

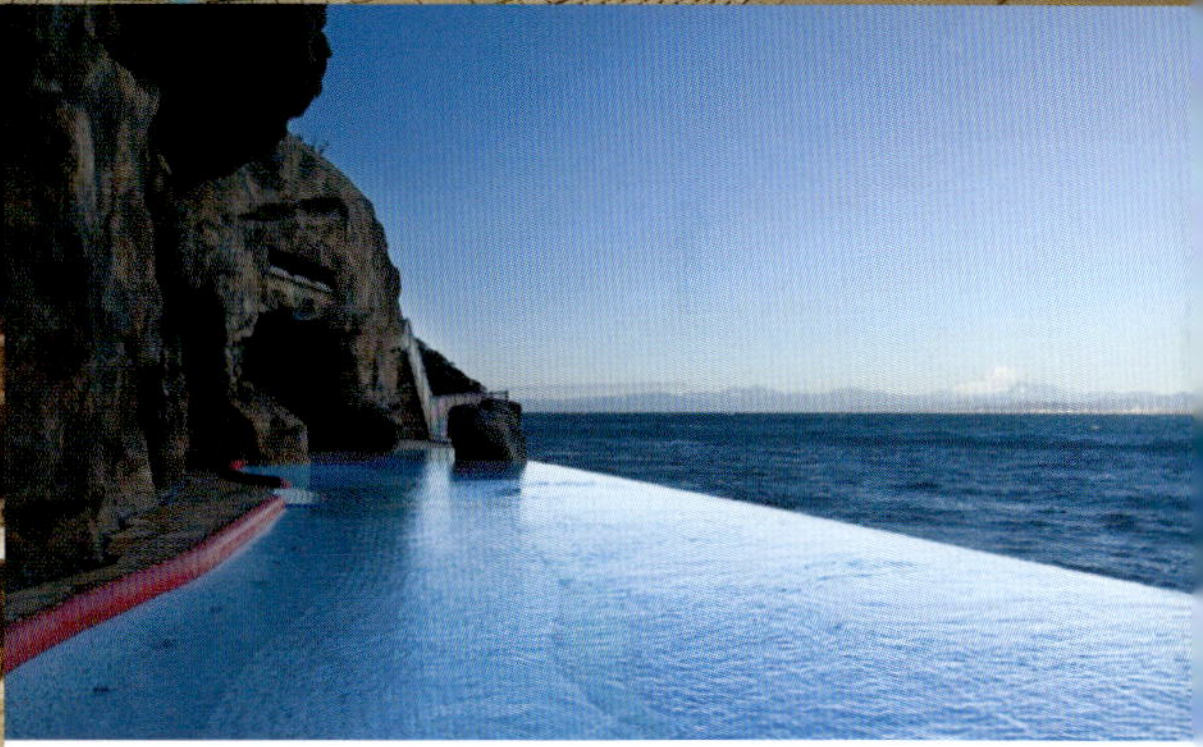

水温を利用した湯治効果

プールの水温は 30 ～ 36℃。浴槽毎に目的に合わせた水温に設定されています。温度の違う浴槽に入ることで自律神経が刺激され、バランスが整います。体温と同じ不感温度の浴槽では、長時間温まることができ、高いリラクゼーション効果を引き出します。

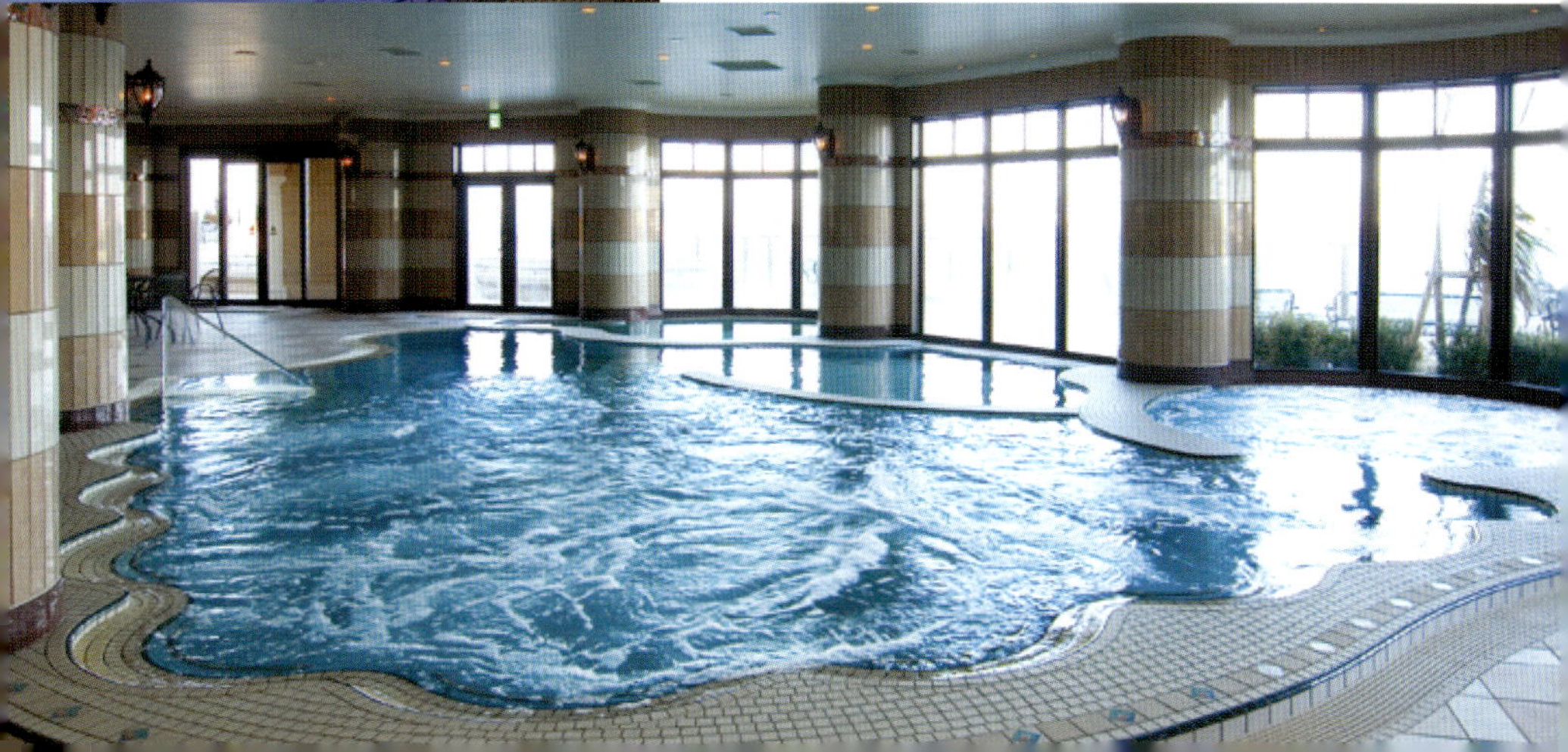

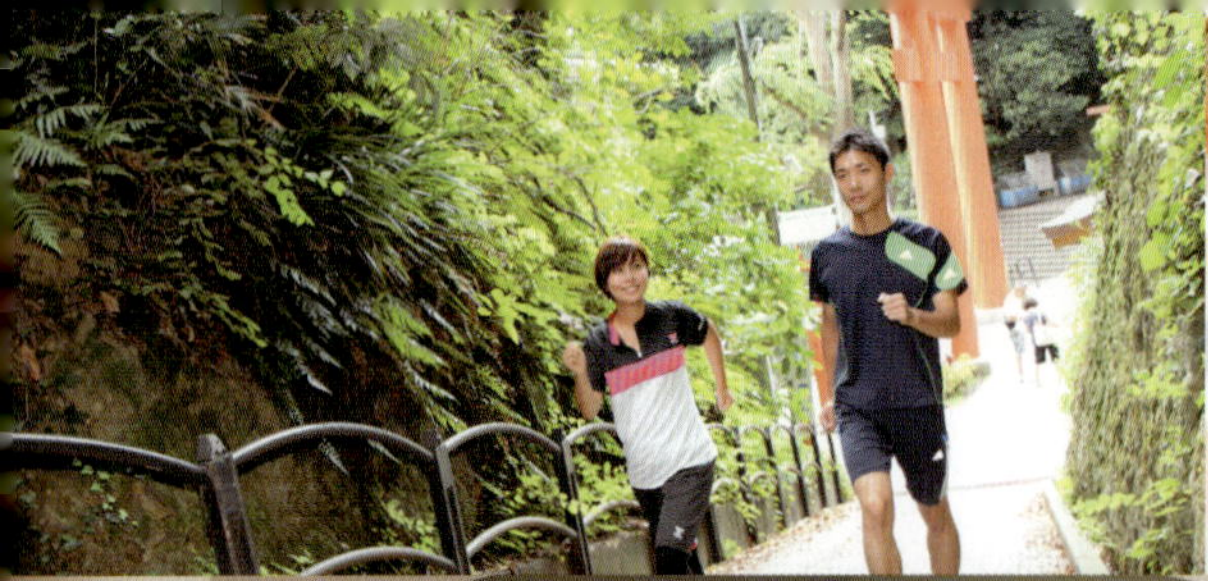

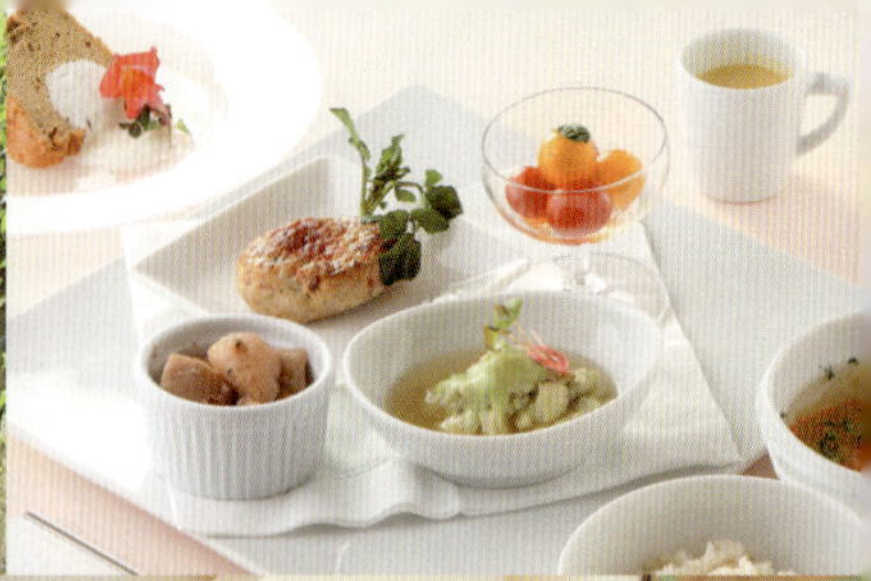

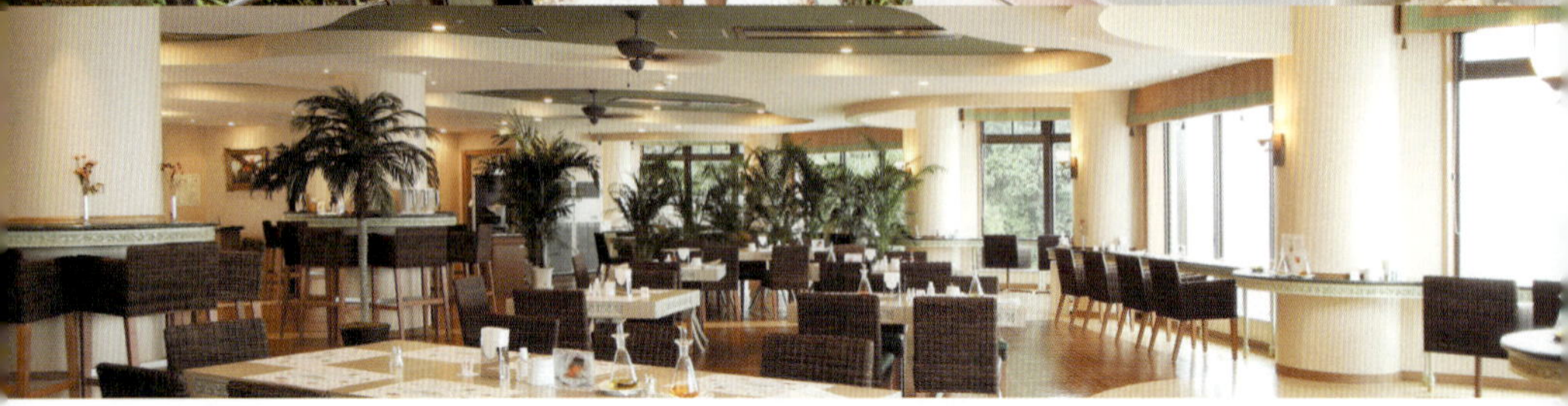

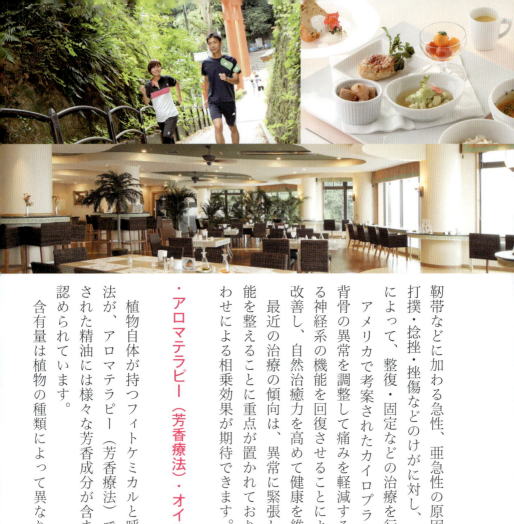

靭帯などに加わる急性、亜急性の原因によって発生する骨折・脱臼・打撲・捻挫・挫傷などのけがに対し、手術をしない「非観血的療法」によって、整復・固定などの治療を行います。

アメリカで考案されたカイロプラクティックは主に骨格の歪み、背骨の異常を調整して痛みを軽減することや、体をコントロールする神経系の機能を回復させることによって、症状および身体機能を改善し、自然治癒力を高めて健康を維持させようとするものです。

最近の治療の傾向は、異常に緊張した筋肉を正しく伸張して、機能を整えることに重点が置かれており、温泉や水中運動との組み合わせによる相乗効果が期待できます。

・アロマテラピー（芳香療法）・オイルマッサージ

植物自体が持つフィトケミカルと呼ばれる自然治癒力を借りた療法が、アロマテラピー（芳香療法）です。原料となる植物から抽出された精油には様々な芳香成分が含まれ、その成分には薬理作用が認められています。

含有量は植物の種類によって異なり、目的に応じて組み合わせる

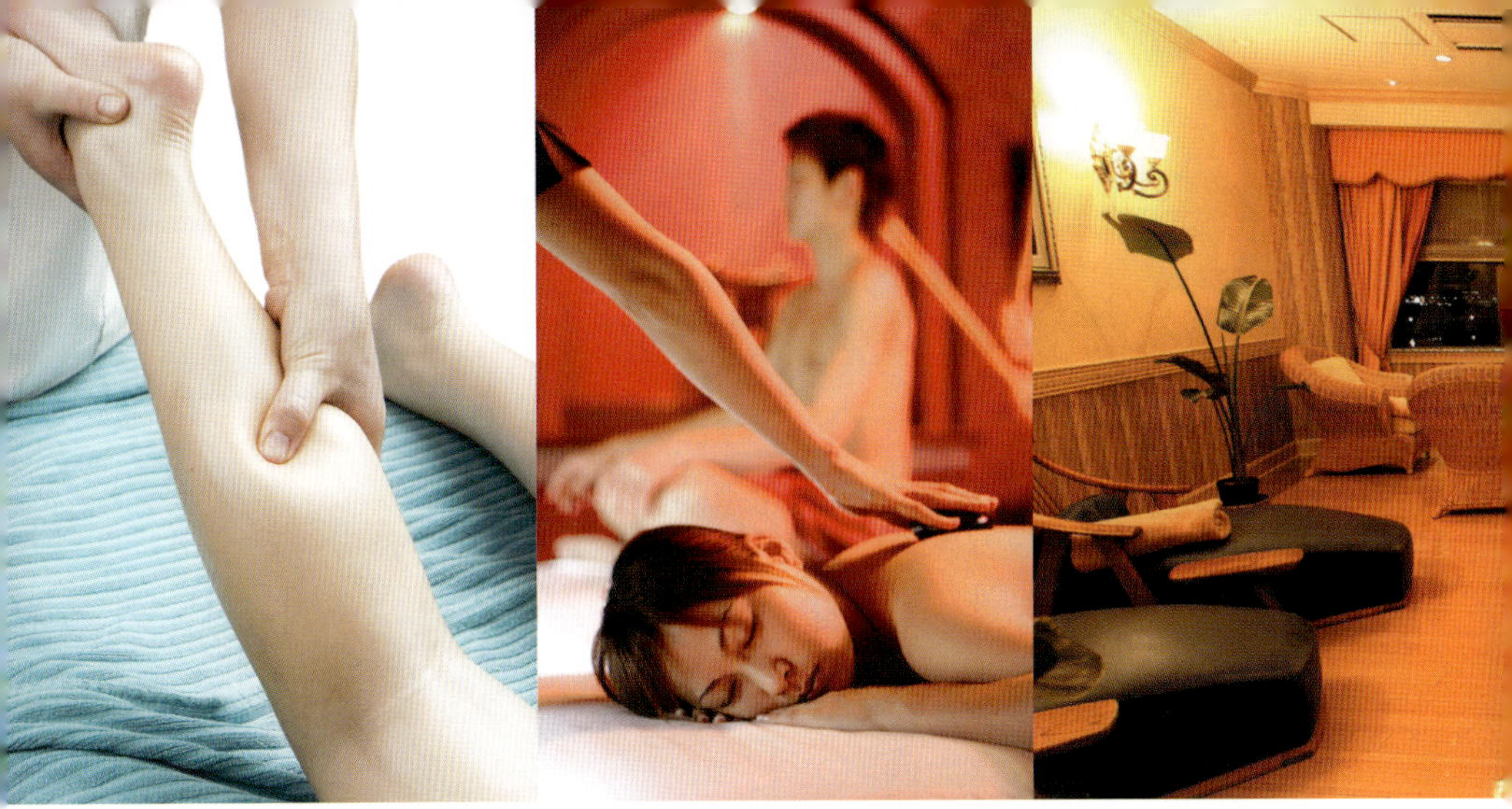

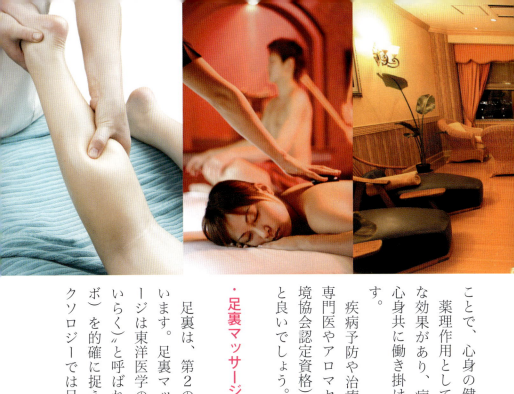

ことで、心身の健康に役立ちます。

薬理作用としては、鎮静や活性、強壮やホルモン調節作用など様々な効果があり、病態や目的に合わせたアロマオイルを選ぶことで、心身共に働き掛ける効果的なトリートメントを受けることができます。

疾病予防や治療に関しては、一人ひとりの健康状態に合わせて、専門医やアロマセラピーアドバイザー（公益社団法人日本アロマ環境協会認定資格）により、最適な精油やメニューを選んでいただくと良いでしょう。

・足裏マッサージ・リフレクソロジー

足裏は、第2の心臓とも言われ、約70ものツボがあると言われています。足裏マッサージとリフレクソロジーの違いは、足裏マッサージは東洋医学の表す「ツボ」を刺激するもので、ツボは〝経絡（けいらく）〟と呼ばれるエネルギーの通路上にある点を指し、その点（ツボ）を的確に捉えて刺激していく事で効果を得る方法です。リフレクソロジーでは足や手にある反射区と呼ばれる、内臓や各器官に連

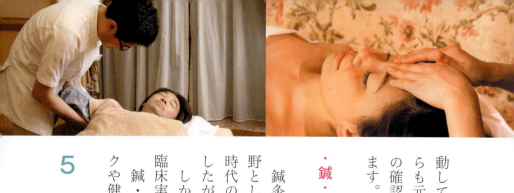

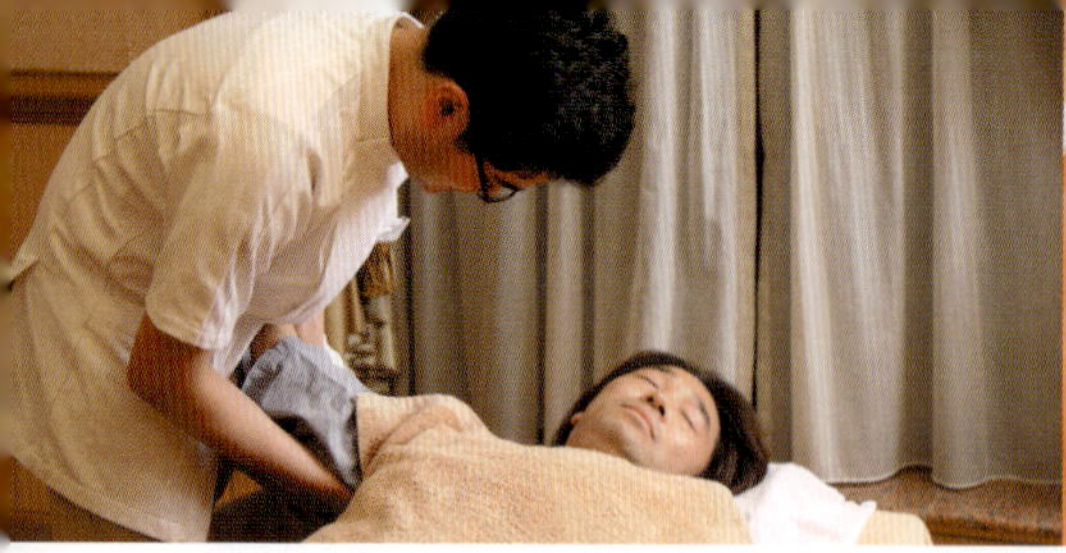

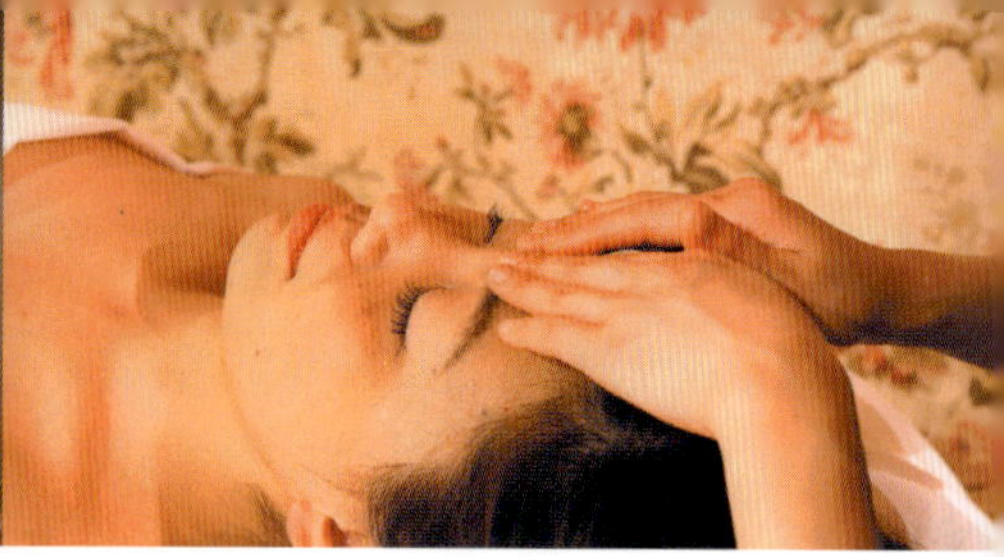

動している末梢神経を刺激し、血液やリンパの流れをスムーズにするものです。どちらも元々もっている自然治癒力や、免疫力を高める為に働きかける健康法です。痛みの確認による診断機能と合わせて症状に合わせた部位を押すことで症状の改善を促します。

・鍼・灸

鍼灸は、一般に「はり・きゅう」または「しんきゅう」と呼ばれ、東洋医学の一分野として中国に起源をもつ伝統医療です。鍼灸医学は、我が国に渡来して以来、明治時代の初期までの長い間、漢方薬と共に医学の主流として広く人々に活用されていましたが、幕末の西洋医学の伝来と欧米化政策よって次第に衰退してしまいました。

しかし、未病対策が求められる最近では、その効能が再認識され様々な医療機関で臨床実験、研究がなされ、徐々に鍼灸医学のエビデンスが整いつつあります。

鍼・灸は手技としての専門性が高く、目的に合わせた治療院を選び出し、クリニックや健康増進施設と併用することも有効です。

5　気候療法の利用方法

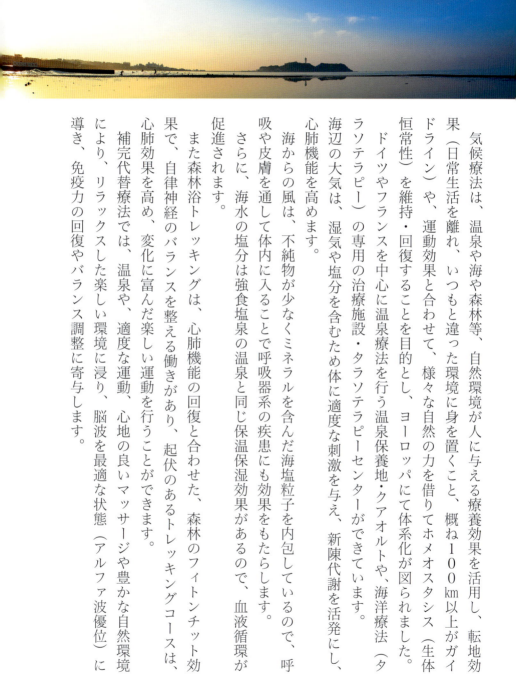

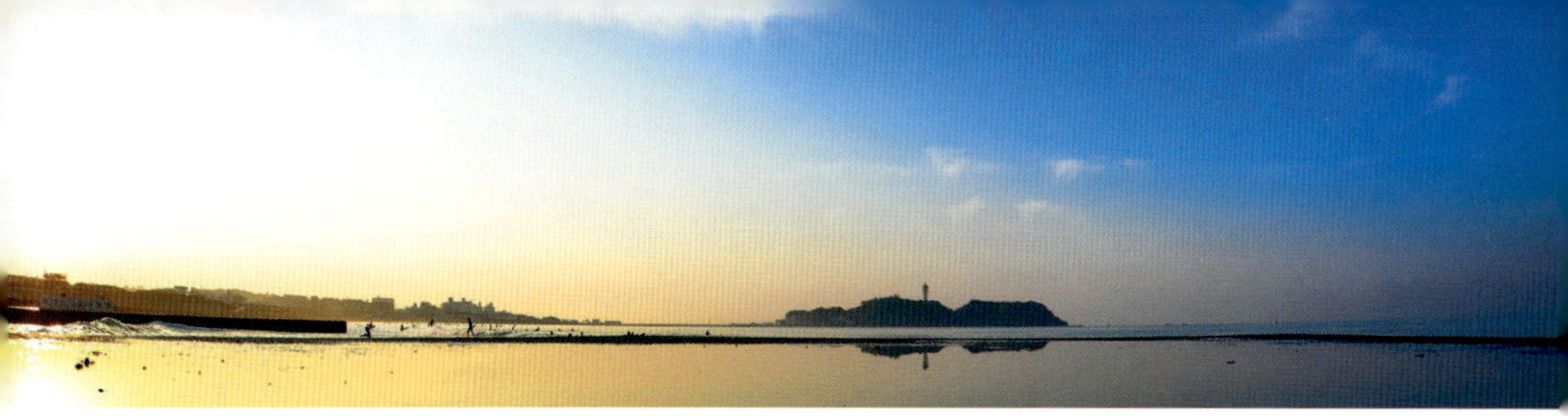

気候療法は、温泉や海や森林等、自然環境が人に与える療養効果を活用し、転地効果（日常生活を離れ、いつもと違った環境に身を置くこと、概ね１００㎞以上がガイドライン）や、運動効果と合わせて、様々な自然の力を借りてホメオスタシス（生体恒常性）を維持・回復することを目的とし、ヨーロッパにて体系化が図られました。

ドイツやフランスを中心に温泉療法を行う温泉保養地・クアオルトや、海洋療法（タラソテラピー）の専用の治療施設・タラソテラピーセンターができています。海辺の大気は、湿気や塩分を含むため体に適度な刺激を与え、新陳代謝を活発にし、心肺機能を高めます。

海からの風は、不純物が少なくミネラルを含んだ海塩粒子を内包しているので、呼吸や皮膚を通して体内に入ることで呼吸器系の疾患にも効果をもたらします。

さらに、海水の塩分は強食塩泉の温泉と同じ保温保湿効果があるので、血液循環が促進されます。

また森林浴トレッキングは、心肺機能の回復と合わせた、森林のフィトンチッド効果で、自律神経のバランスを整える働きがあり、起伏のあるトレッキングコースは、心肺効果を高め、変化に富んだ楽しい運動を行うことができます。

補完代替療法では、温泉や、適度な運動、心地の良いマッサージや豊かな自然環境により、リラックスした楽しい環境に浸り、脳波を最適な状態（アルファ波優位）に導き、免疫力の回復やバランス調整に寄与します。

医療と連携して真の健康を実現する「えのすぱ」施設紹介

美と芸術の女神・弁財天による女神のおもてなしを接客のコンセプトとし、湘南の海風や霊峰富士を見渡す国内有数の場所で、天然温泉や炭酸泉及び各種浴槽によるによる「湯治メニュー」、アクアビクスと世界のハイドロリハビリメニューを網羅した「水中運動・アクアセラピー」、江の島・弁財天をテーマとし、世界から選りすぐりのトリートメントを導入している「弁天スパ」、身体バランス調整を行う「整体・癒芽身」、相模湾で取れた海産物や地場の野菜を使い、健康をテーマとした創作料理、「スパクイジーヌ」を楽しんで頂きます。いずれも医師の監修の元、心身通して豊かで満ち足りた日々を過ごして頂くサービスを提供しています。

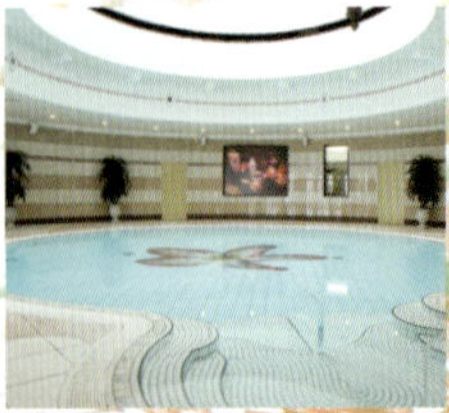
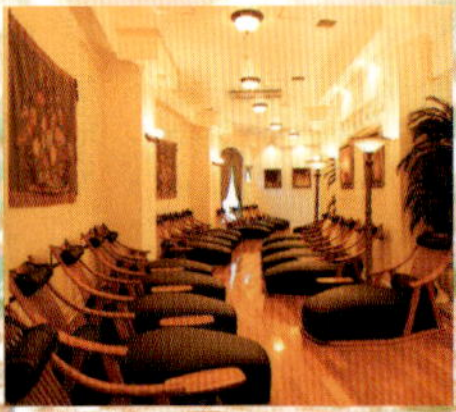
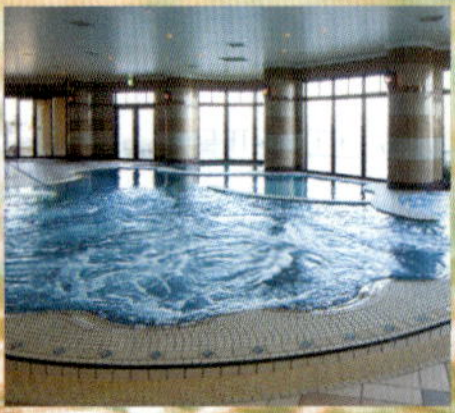
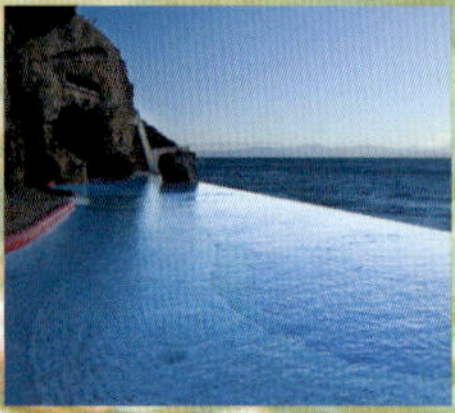

施設内のクリニックと連携し、顧客が抱える健康・美容・メンタルなどの不安やトラブルを解消するためのパーソナル・プログラムを提供しています。各種専門医が、一人一人の健康状態や体力レベルをチェックし、症状別・目的別に最適な利用方法をご案内し、国内でもトップクラスのインストラクターや施術スタッフが、症状に応じて対応すると共に、レストランでは、カロリーや塩分を控えたヘルシーなメニューを提供し、総合的な施設利用の中で、健康維持、増進、メンタル面のケアーまでサポートしています。

＜疲労回復＞プログラム・メニュー

島内散策やトレッキング
▶
水中運動（アクアセラピー＆ハイドロトリートメント）
▶
食事（ドクター監修によるヘルシーランチ）
▶
スパ・温泉入浴（天然温泉や炭酸泉で血行を促進し、代謝アップ）
▶
手技（弁天スパ・ゆめみ　60分）
▶
休息

健康維持と皮膚がんの予防のため利用しています

神奈川県・鎌倉市在住
Ruth Marie Jarman《ルース・マリー・ジャーマン》 様　50歳

私は白人特有のごく軽い皮膚癌を持病としてもっています。色々と自分でリサーチをし、ビタミンＣは癌細胞に直接的に攻撃することを知り、高濃度ビタミンＣの点滴（25グラム）を月1回程度うけています。これは、長い目で見た予防的な積極的「治療」です。さらに、免疫力を高めることとアンチエイジングのためにオーダーメイド乳酸菌療法も半年前からスタートさせました。６００種類のプロバイオティクスの中から私に一番あっているものを選んでもらい、サプリメントとして1日2回摂取しています。

受けた後の体調の変化については、ビタミンＣ点滴を受けた翌日、テレビ番組の収録があったのですが、ディレクターさんから「何かした？」と聞かれました。どうも、モニターに映っている私のお肌がそれまでと全く違ったようで「とても輝いているよ！」と言われました。血色が点滴中にもよくなっていることがわかるし、肩こりが和らいでいる実感もあります。乳酸菌の方は、２ヶ月くらいたった位から変化が出始めました。まず最初に気付いたのは髪質です。私の髪はとても細く、薄いのが気になって

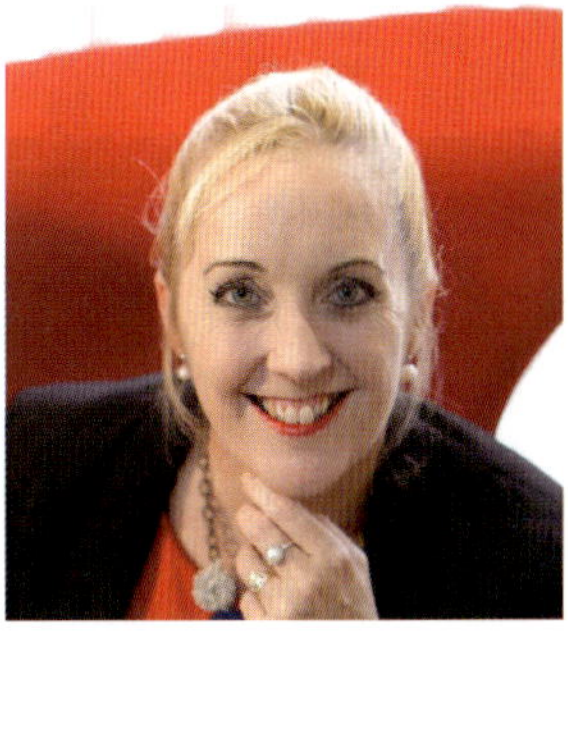

米国ノースカロライナ州生まれハワイ州育ち。1988年にボストンのタフツ大学国際関係学部からリクルートに入社し、以来28年間日本に滞在。2012年4月よりジャーマン・インターナショナルを起業。日本のグローバル化のサポートとインターナショナルマーケティング／インバウンド向けのプロモーション経験を活かし、パートナー企業の顧客創造と経営戦略に貢献する。「エコの作法」（BS朝日）、「朝まで生テレビ！」（テレビ朝日）、「アメージパング」（ＴＢＳ）、「しごとの基礎英語」（ＮＨＫのビジネスアドバイザーとしてのレギュラー出演）などメディアにも活躍中。 著書に『日本人が世界に誇れる33のこと』（あさ出版）他多数

いたのですが、気が付くと髪にハリとボリュームが出ていました。さらには、毎日のお通じが快適となり、消化がとてもスムーズにいっていることを実感しています。

また、朝の目覚めもとてもいいのです。おかげで、一日の仕事の集中力があがったと思います。乳酸菌を飲む前にいろいろとストレスになったり、イラっとするようなことがあったりしましたが、今は落ち着いて前向きに対応できるようになっています。健康面だけでなく精神面でもよい影響があるような気がします。クリニックはスパが併設されているため、治療とはいえ通うのが大変楽しく、行った日は地元野菜たっぷりなヘルシーランチをアイランドグリルで頂き、弁天スパでオイルトリートメントを受け、天然温泉に浸かるなどスパ全体のファシリティーを活用し月1回の「マイ・スパ・ディ」を実施しています。激務の合間を抜いてのリラックスではなく、意図的な一日リトリートを心がけて長期目線の健康維持を目指しています。

オーダーメイド乳酸菌で前立腺がんの腫瘍マーカーが低下した

東京都練馬区在住　河野　順一様　86歳

体力には自信があったのですが、昨年前立腺がんと診断されてしまいました。年齢が年齢だけに(86歳)、手術は受けず化学療法だけでいくつもりでしたが、画期的な免疫療法があると知り、迷わずこの療法を受けてみることにしました。それが、乳酸菌免疫活性化療法でした。自分に合った乳酸菌を選び、それを経口摂取しつつ症状に合わせた漢方サプリメントを摂るだけという、拍子抜けするほど簡単な治療です。

治療計画では1年の摂取だったので、効果が出るのには時間を要するかと思いながら飲み続けていました。ところが治療開始から1ヵ月を経たずに、深夜の2〜3回の頻尿が収まり、朝まで熟睡できるようになりました。さらに腫瘍マーカーの数値のＰＳＡ値が８から７に下がっていたのです。

その後も下がり続けており私的には、体力も十分あるし、痛みも排尿困難もないので完治したといいたいところですが、医学的には寛解とのこと。仕事仲間に言わせると、こんな健康ながん患者は見たことがないそう（笑）。がんの告知を受けてから1年近くたちますが、今も仕事で国内・海外を飛び回っています。

オーダーメイド乳酸菌のおかげか、発病前よりも元気で家族は驚くやら、呆れるやら。がんの心配は無くなりましたが、健康維持のために乳酸菌と漢方サプリメントは今後も続けていくつもりです。

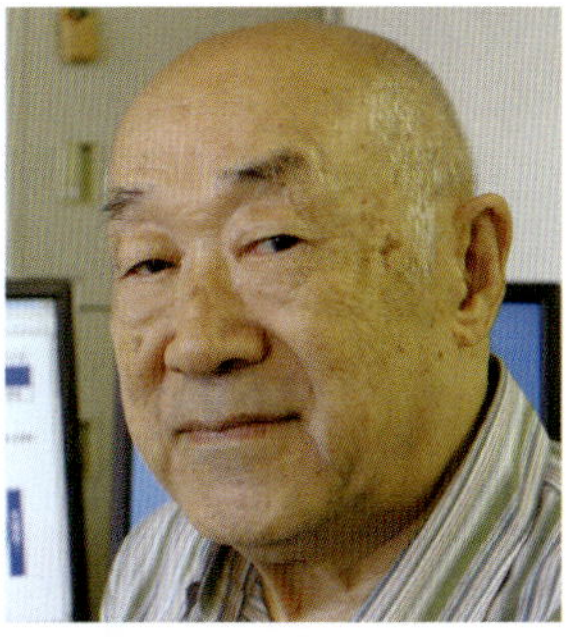

河野　順一 様　86歳

一般社団法人 ミャンマージャパン・ＳＥＤＡ東京代表理事
2013年８月. ミャンマージャパン・ＳＥＤＡ東京を設立。以来、４年間、日本の中小企業とミャンマー企業との橋渡しと、ビジネス交流会・ビジネス訪問団事業を継続、８６才現役の光輝高齢者。この他ゼネシス社（海洋温度差発電）スーパーバイザー.（一社）e世論協会・代表理事として幅広く活躍。

パワースポット江の島の地域資源

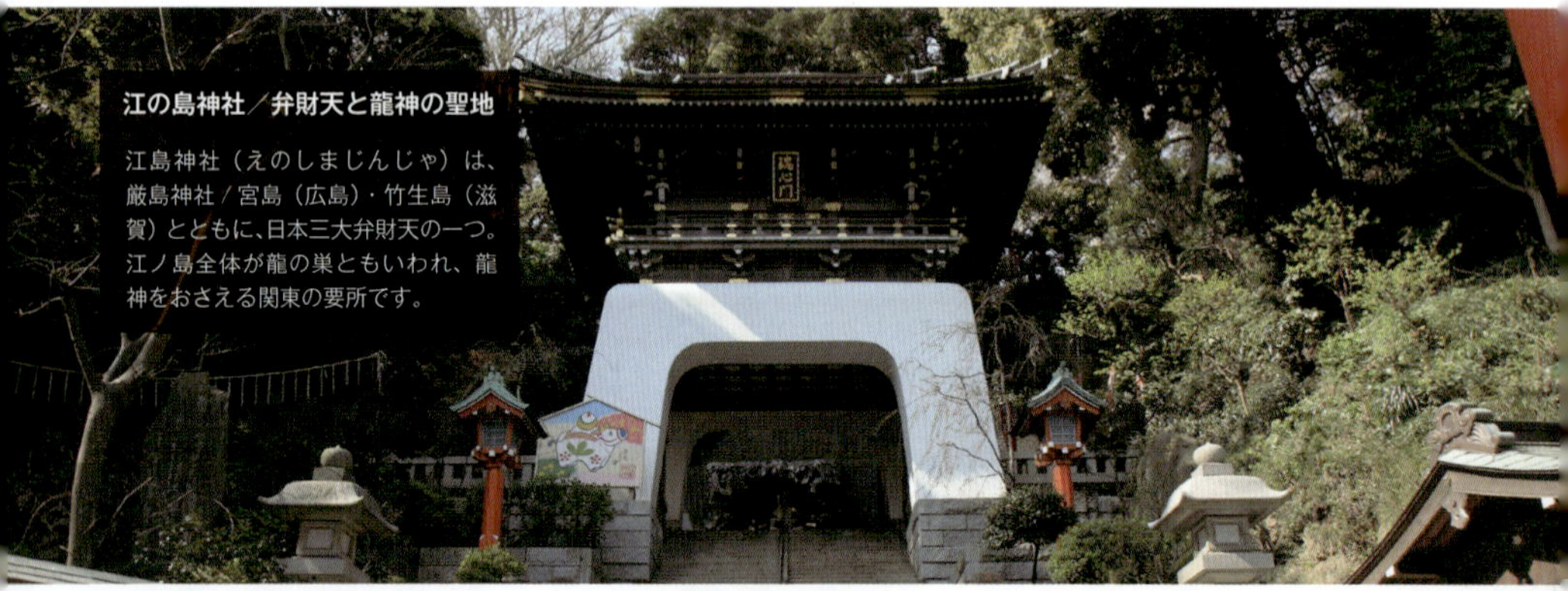

江の島神社／弁財天と龍神の聖地

江島神社（えのしまじんじゃ）は、厳島神社／宮島（広島）・竹生島（滋賀）とともに、日本三大弁財天の一つ。江ノ島全体が龍の巣ともいわれ、龍神をおさえる関東の要所です。

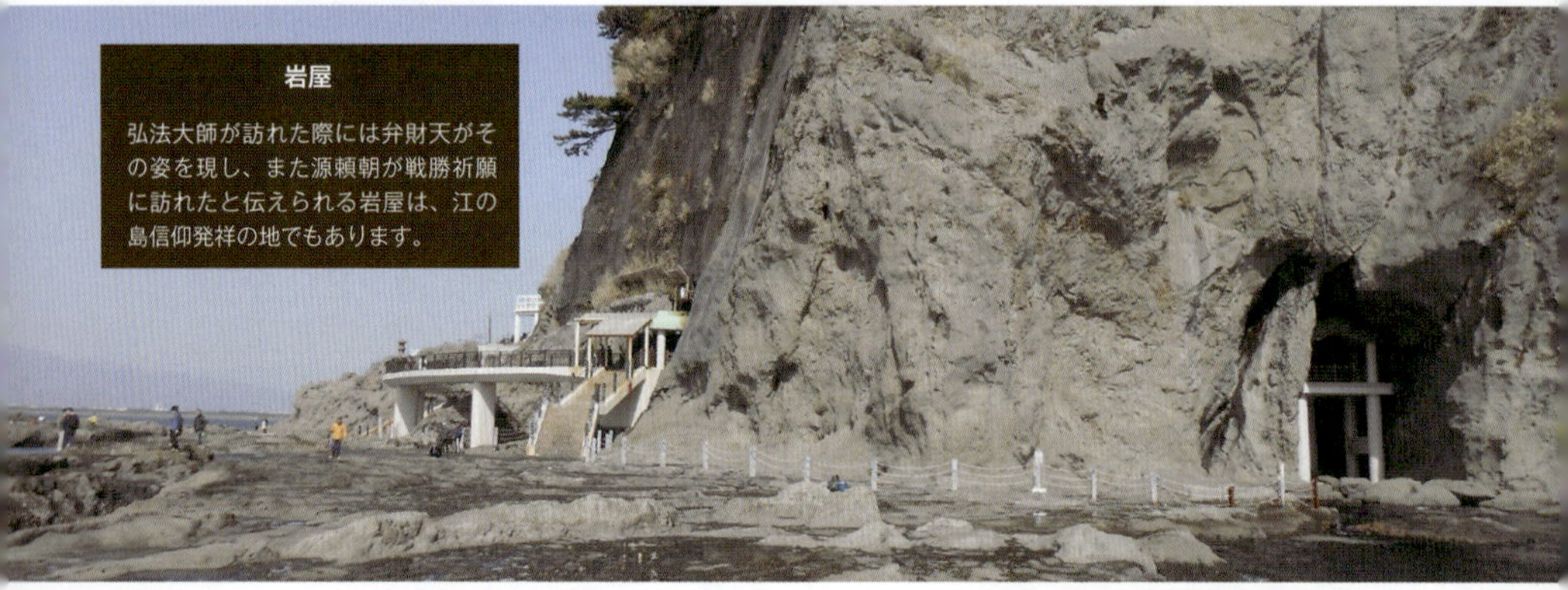

岩屋

弘法大師が訪れた際には弁財天がその姿を現し、また源頼朝が戦勝祈願に訪れたと伝えられる岩屋は、江の島信仰発祥の地でもあります。

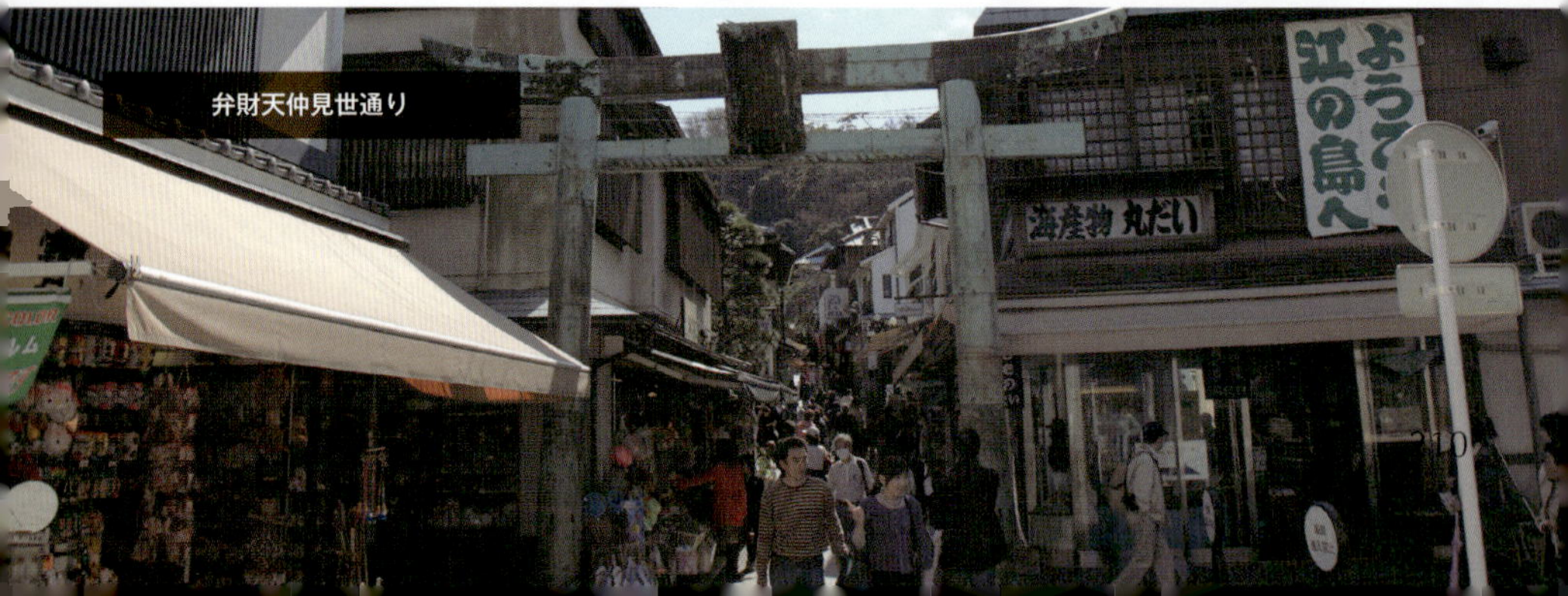

弁財天仲見世通り

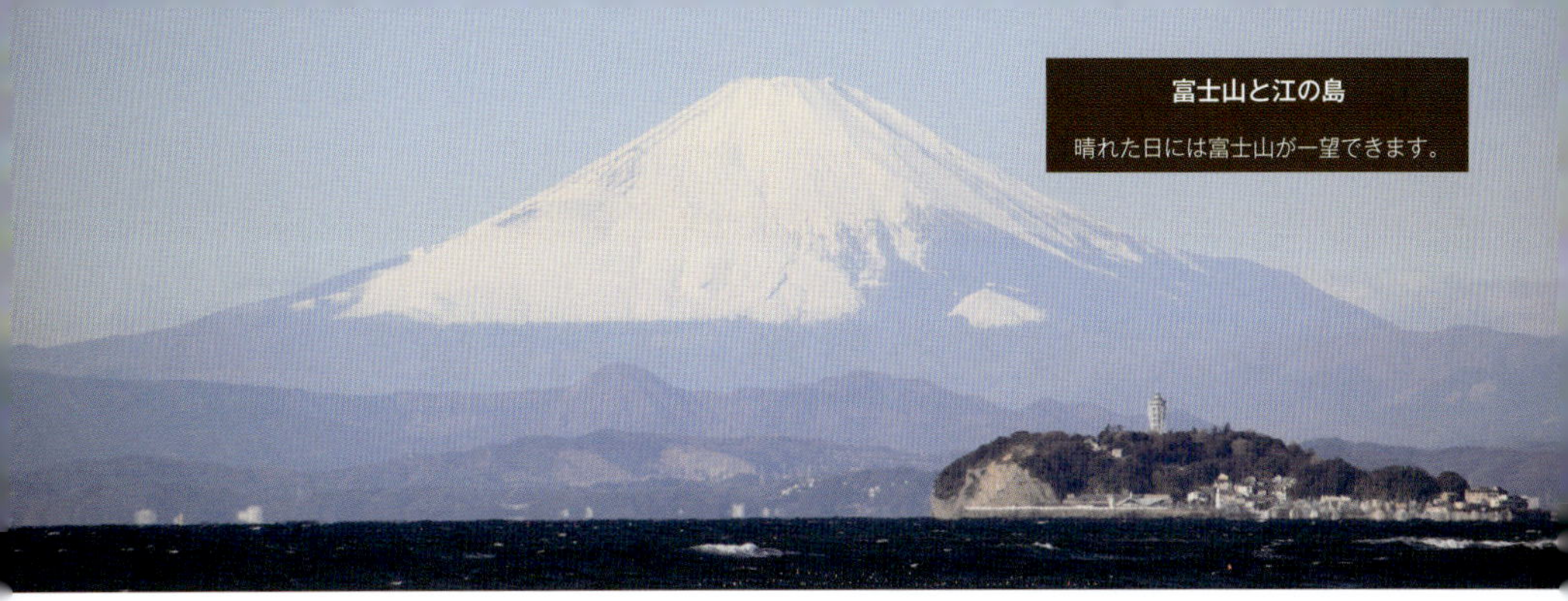

富士山と江の島

晴れた日には富士山が一望できます。

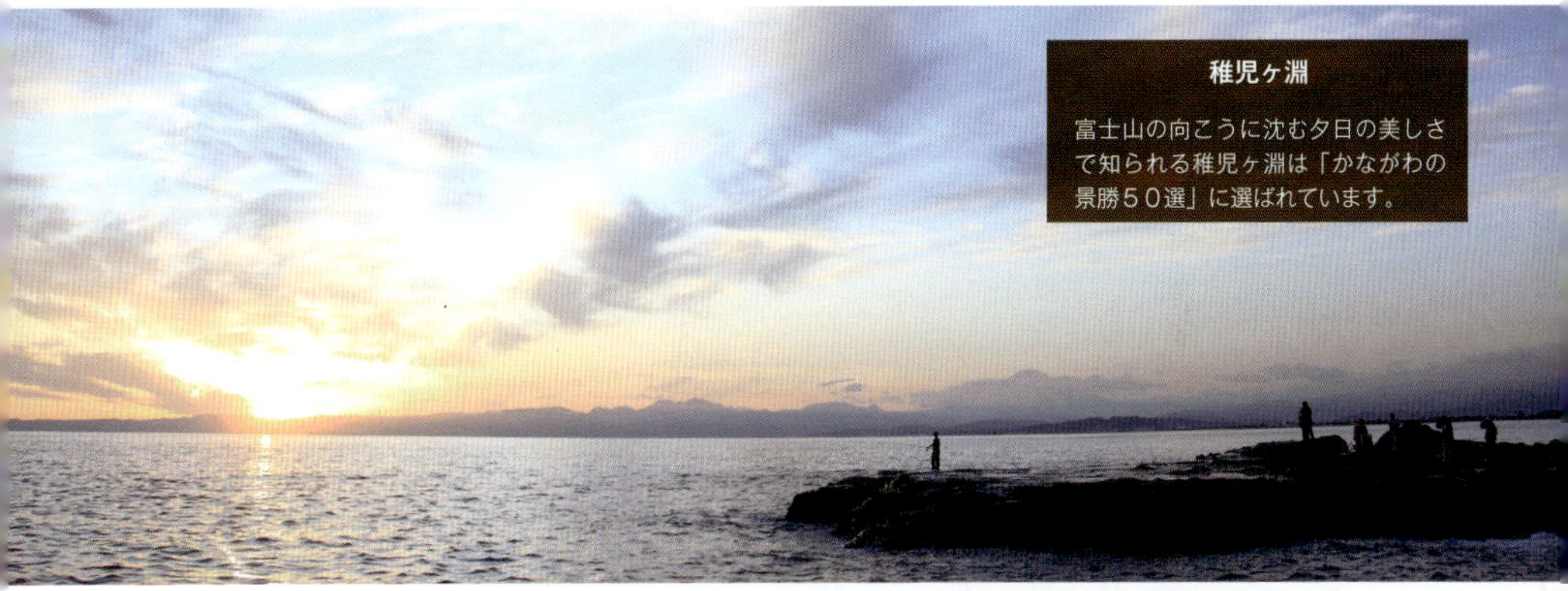

稚児ヶ淵

富士山の向こうに沈む夕日の美しさで知られる稚児ヶ淵は「かながわの景勝50選」に選ばれています。

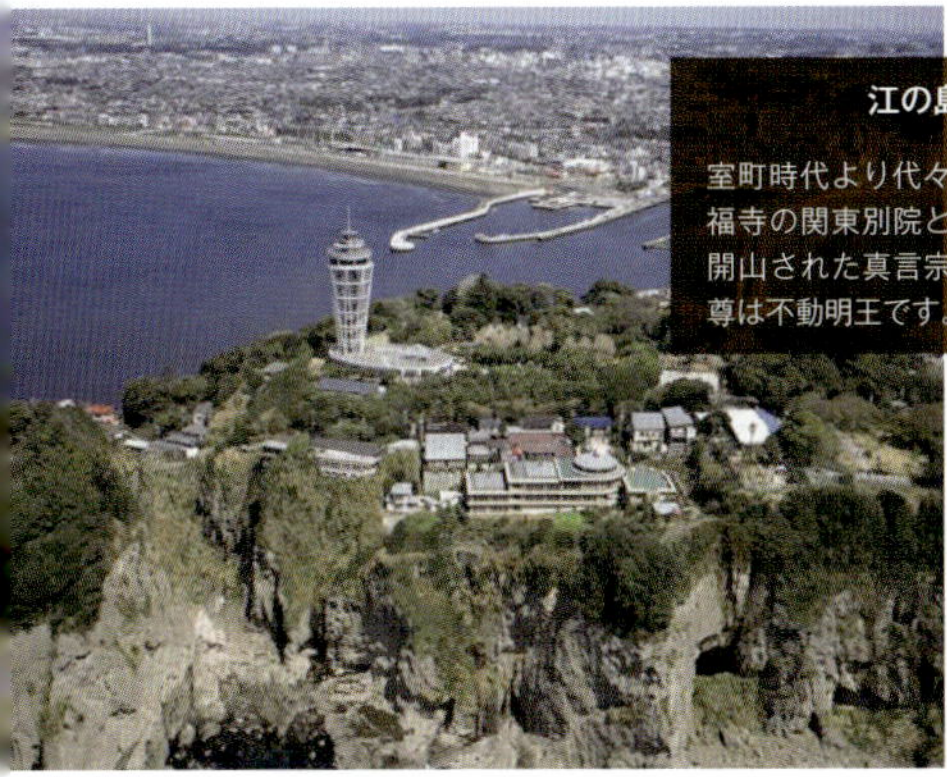

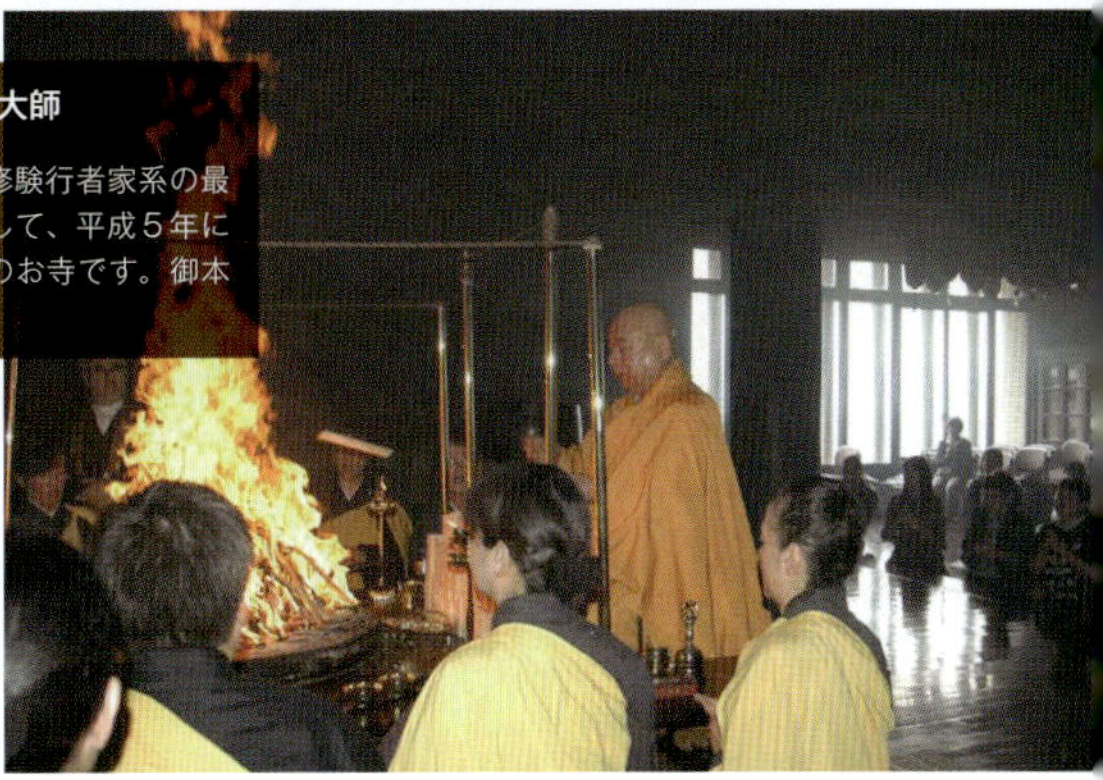

江の島大師

室町時代より代々修験行者家系の最福寺の関東別院として、平成5年に開山された真言宗のお寺です。御本尊は不動明王です。

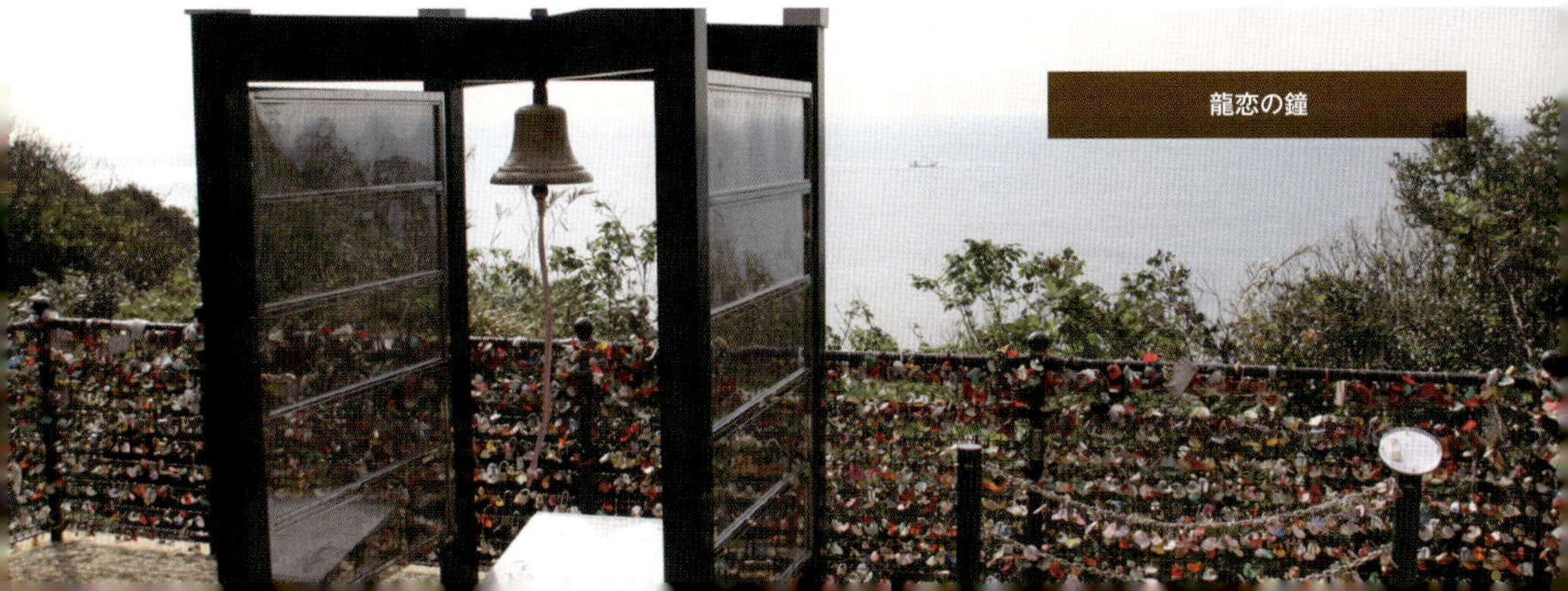

龍恋の鐘

ストレスを征する者が、未病を征す

平成27年における我が国の自殺者総数をご存知でしょうか。年間で2万4025人、実に毎日66人もの方が自らの手で命を絶っていることになります。自殺の動機は様々ですが、最も多いのが健康問題、中でもうつ病が最多を占めます。このように、今やうつ病は大きな社会問題となっていますが、うつ病の原因として近年特に注目を集めているのが、ストレスとそれに続く一連の生体反応です。2015年12月から施行された改正労働安全衛生法による企業のストレスチェック制度の義務化も、ストレスによる社会的・経済的損失の大きさを受けてのことでしょう。

このように、ストレスというとまず真っ先にメンタル面での不調と結びつけて考えられる傾向がありますが、ストレスが腸内環境に大きな影響を及ぼし、生活習慣病やがん、老化現象にも密接に関わっていることは本文中にも述べた通りです。ストレスが酸化ストレスを増大させ、慢性の炎症を誘発することを考えると、もはやストレスと関係しない疾患はないといっても過言ではありません。私たちが健康を維持する上で、ストレスマネジメントがいかに大切か、おわかりいただけるかと思います。

人間存在をボディ・マインド・スピリット三位一体で考えた場合、その各々に対してストレス耐性を強化する方法があります。厳密にはこれらを分けることは出来ませんが、本書ではそれぞれのアプローチとして、ボディに対しては腸内環境の適正化を、マインドに対してはレジリエンス・プログラムを、スピリットに対しては自然環境を活用したスパセラピーを、それぞれ主にご紹介しました。

ストレス要因をまったく無くすことはできません。ですが、このようにしてストレスに負けない心身を育むことは可能です。一人一人が、自らの手でストレスに対し適切な対処をすることは、各自にとって真の健康を勝ち取ることに繋がるだけでなく、いずれはこの国の未来を大きく変えていく原動力となるでしょう。

一人でも多くの方が、その方に最適なオーダーメイドの医療でボディ・マインド・スピリットのバランスを取り戻し、困難を自ら乗り越える力を手に入れ、より長く充実した人生を送られることを願ってやみません。

医療法人社団藍風会 江の島弁天クリニック理事長・院長

松村浩道

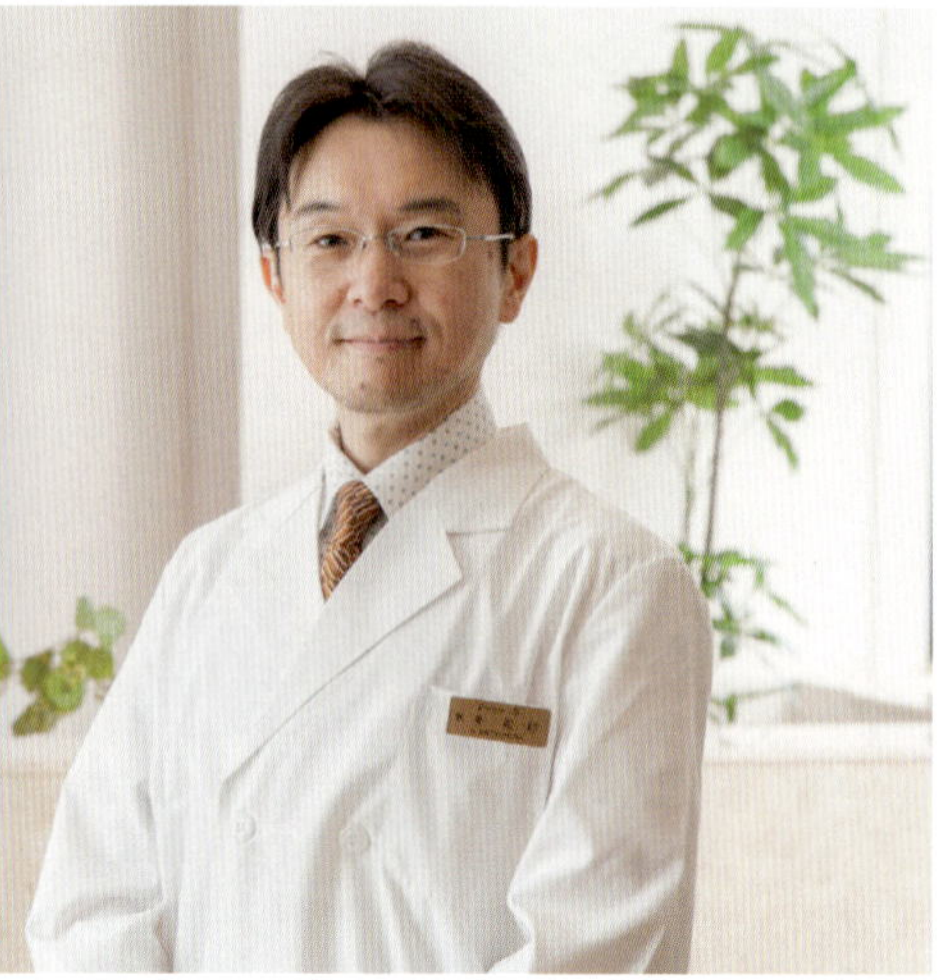

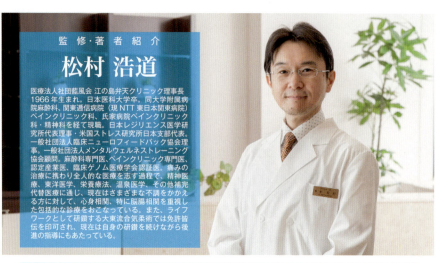

監修・著者紹介

松村 浩道

医療法人社団藍風会 江の島弁天クリニック理事長
1966年生まれ。日本医科大学卒。同大学附属病院麻酔科、関東逓信病院（現NTT東日本関東病院）ペインクリニック科、氏家病院ペインクリニック科・精神科を経て現職。日本レジリエンス医学研究所代表理事・米国ストレス研究所日本支部代表。一般社団法人臨床ニューロフィードバック協会理事。一般社団法人メンタルウェルネストレーニング協会顧問。麻酔科専門医、ペインクリニック専門医、認定産業医、臨床ゲノム医療学会認証医。痛みの治療に携わり全人的な医療を志す過程で、精神医療、東洋医学、栄養療法、温泉医学、その他補完代替医療に通じ、現在はさまざまな不調をかかえる方に対して、心身相関、特に脳腸相関を重視した包括的な診療をおこなっている。また、ライフワークとして研鑽する大東流合気柔術では免許皆伝を印可され、現在は自身の研鑽を続けながら後進の指導にもあたっている。

共著者紹介

許 庭源

台湾中国医薬大学医学士、国立台湾大学微生物免疫学博士。台湾整合医学協会理事、児童アレルギー学会理事 安禾健康管理センター理事長、光晟生物科技股份有限公司代表取締役、台湾における補完代替療法の第一人者。国内外の著名人を診察。『Nature』誌に世界で初めてプロバイオティクスがアレルギー性鼻炎に有効であることを発表。世界初となるアレルギーDNAワクチン遺伝子療法を開発し、米国で知的財産権を取得。台湾で初めて、チリダニタンパク質で喘息を誘発する動物モデルを確立し、喘息新薬を研究。著書多数。

中川 朋

一般社団法人日本レジリエンス医学研究所研究主任。統合医療研究所理事。米国CES認定療法士。米国Interactive Metronome認定セラピスト。バイオ／ニューロフィードバック セラピスト。1954年京都市生まれ。ワシントン州グレイスハーバー大学卒業後、アリゾナ州立大学及びアイダホ大学大学院で人類学を専攻。その後、サンフランシスコ州立大学のエリック．ペパー博士に師事し、バイオ／ニューロフィードバックを学ぶ。2005年に帰国して以降は、頭蓋電気刺激療法とバイオ / ニューロフィードバックによる臨床研究、および統合医療普及活動を行なっている。

河野 好高

特定非営利活動法人日本スパ振興協会理事。一級建築士・一級建築施工管理技士。1961年札幌市生まれ。武蔵工業大学工学部建築学科卒業後、株式会社マグマを経て、1998年に温泉・温浴施設のコンサルタントと運営を行う株式会社ネスパを設立し現在に至る。温泉・温浴施設を疾病予防の観点から補完代替療法をになう施設とするための健康管理機能やサービス内容を調査・研究している。

参考文献 ■「対人関係のイライラは医学的に９割解消できる」マイナビ出版 松村浩道著 ■鍼灸など東洋医学的治療で全人的なアプローチを行い自然治癒力・免疫力を最大限に高める 松村浩道 統合医療でがんに克つ (85), 24-27, 2015-07 クリピュア ■IVC療法の効果を高めるために一当院で行っている包括的な取り組みとIVC療法の作用機序一 松村浩道 統合医療でがんに克つ：(96), 16-18, 2016-06 クリピュア ■クリニックでの乳酸菌を取り入れた個別化医療の実践 松村浩道 特集 腸内フローラ研究の新潮流 FOOD Style21 Vol.20 No.8 2016 食品化学新聞社 ■腸内フローラ 10の真実 主婦と生活社 ■体温を上げると健康になる サンマーク出版

脳腸相関で未病を征す　健康寿命を延ばすオーダーメイド・メディスン

2016年12月30日 初版第1刷

［編　集］有限会社 フロムサンキュー
［発行所］株式会社 七星出版 〒161-0032 東京都新宿区中落合 2-8-21 tel:03-6278-8384
［発　売］株式会社 星雲社 〒112-0012 東京都文京区大塚 3 丁目 21-10 tel:03-3947-1021
［印　刷］株式会社 ウィルコミュニケーションズ

■落丁、乱丁がある場合は、七星出版までご連絡ください。
ISBN 978-4-434-22912-1